ウィメンズヘルスケア・サポートブック

ヨーガによる
ヘルスケアアプローチ

金子洋美
【著】

森田俊一
【監修】

日本看護協会出版会

〈ウィメンズヘルスケア・サポートブック〉
女性の生涯にわたる健康の維持・促進を見据えたケアを提案します。

はじめに
・・・・・・・・・・・・
preface

　筆者は，マタニティ・ヨーガに出会って 15 年になります。臨床で助産師として勤務していたころ，分娩時だけでなく，妊娠期から育児期にかけて，母と子に関わり続けたいという思いから取り組み始めました。マタニティ・ヨーガは，妊娠中に行うものですが，自分の心身にじっくり向き合うことを繰り返しながら，自分のことだけでなく仲間のことも大切に思うように変化していき，それは，育児期にも継続されると思ったからです。

　実際に，妊娠中にヨーガクラスで仲間になった妊婦さんには，産後のクラスにも足を運び，互いに出産を乗り切ったことを労い合い，頑張った自分と仲間を認め合う姿が見られます。

　また，周産期は，より健康に関心の高まる時期です。この時期にヨーガの習慣を身につけることは，生涯にわたる健康の維持・増進につながるとも思っています。

　そんなヨーガを教えてくださった，日本マタニティ・ヨーガ協会の諸先生方にすっかり惹きつけられました。そして，そこで得られたヨーガの心身への効果を実感しました。数々の学びは，妊産褥婦さんへの安楽の提供のみならず，筆者自身の身体も心も穏やかに安定し，安寧な状態を保つことの助けになりました。

　そして，ヨーガの「何かいい！」「何か効果がある！」の「何か」を追求したくて，研究を開始し，今に至ります。

　本書は，マタニティ・ヨーガに関する基礎知識とその効果を紹介し，そして，現代の女性，特に妊婦さんがどのような状況に置かれており，どのような関わりが求められているかを考察し，その一手段として，マタニティ・ヨーガクラスの開設・運営を提案するとともに，その手順やポイントを具体的に解説するものです。

　助産師・看護師をはじめ，保健師，栄養士，理学療法士や医療事務などの方，助産・看護教育に従事されている方など，女性の健康ケアに携わるすべての方々に読んでいただき，それぞれの実践をより充実させてほしいと思っています。

また，詳しくは補章で述べますが，ヨーガクラスは現代の学生にとって，よい学びの場になりうると筆者は考えています。そこで，クラスに参加する上で押さえておきたい基礎知識や心構えをつかんでいただけるよう，ワークブック的な要素も取り入れました。

　日本マタニティ・ヨーガ協会のご協力や，これまでの研究で得たエビデンスも紹介しています。読者の方々には，納得の上で自身の実践に活かしていただけるものと期待しています。

　　2020 年 2 月

金 子 洋 美

目　次
contents

【執筆協力】
＊1：森田俊一（日本マタニティ・ヨーガ協会代表／産婦人科医師）
＊2,3：松宮良子（前岐阜聖徳学園大学看護学部教授／助産師）
【本文中写真撮影】
　　Masaru Ito

身体的・心理的・社会的なヘルスケアアプローチ

0.1　妊娠・出産を契機として

　女性のライフサイクルにおいては，社会的・文化的な環境や家族を取り巻く関係性を見つめ直す機会が多くあります。

　たとえば，思春期には，ジェンダーについて，あるいは，薬物や性感染症，若年妊娠などの問題に向き合うこともあります。

　成熟期には，多様な生き方に合わせたライフスタイルの確立やヘルスケアについて，時として専門家の支援を必要とします。

　中高年期は，身体的機能の変化に加え，子どもの自立を迎えるなど，心身の転換期であるともいわれ，やはり専門家の支援を必要とすることがあります。

　本書では，その中でも，成熟期に多くの人が経験する妊娠・出産に焦点を当てて考えてみたいと思います。

　妊娠・出産の体験は人それぞれであり，喜びや戸惑い，不安といったさまざまな感情を経験します。また，妊娠を機に，出産に向けた身体づくりに取り組んだり，食生活をはじめとする生活習慣を見直したりするなど，妊婦本人だけでなく，家族とともに健康の維持・増進に努める姿を多く目にします。

　しかし，このように妊娠を機に家族で協力して心身の健康に努める人たちがいる一方で，日本の虐待死は生後 0 か月児が最も多く，その背景には，母親の身体の不調や育児不安があるといわれています。したがって，母親の身体的側面に加え，心理的・社会的側面にも目を配り，予防的な支援を行うことが必要と思われます。

　では，女性のライフサイクルの中でも，成熟期の妊娠・出産を契機とした身体的・心理的・社会的アプローチとして，どのようなものが求められているのでしょうか。

高い意識をもち，主体的に妊娠期を過ごそうとする女性が増えています。市町村や病院・クリニックなどの施設で開催されている各種教室に通い，妊娠期が快適に過ごせるように，または，先述のように，出産に備えて身体づくりをする人が多く見られます。妊娠期に行う運動には，マタニティ・スイミングやマタニティ・ビクス，マタニティ・ヨーガなど，さまざまなものがあり，それぞれが自分に合った運動を選択して行っています。

昔は，床掃除（雑巾がけ）などの家事労働や，トイレをはじめとする和式スタイルの日常生活によって，出産に必要な筋力が無意識のうちに鍛えられてきました。これらの動作の多くは，「しゃがみ込み」の姿勢をとります。しゃがみ込みは，腸腰筋を鍛え，股関節の柔軟性を高めるのに有効であるといわれています。しかし，近代は家電に頼る生活となり，こうした筋力や柔軟性を，日常の中で鍛えることが困難になってきました。

日常の生活の中で不足していると思われる，筋力や持久力などを強化する動きを自覚して積極的に取り入れていく行為が，自信につながり，さらには，分娩期まで安定した気持ちで過ごせることへとつながります。

たとえば，積極的に取り入れていくとよいと思われる体位の一つに，「あぐら」があります。この，あぐらにつながるヨーガのポーズには，「開脚のポーズ」「しゃがみ込みのポーズ」「両足の裏を合わせるポーズ」があります（これらのポーズについては，1.2 節を参照）。いずれも，内腿の筋肉を伸ばして股関節を柔らかくするため，骨盤底が開いて児が通りやすくなるなどの効果があることが，筆者らの研究からもわかりました[1]。

また，理学療法の知見からは，妊娠および分娩に適した身体づくりとして，骨盤内の血液循環を良好にすることや，姿勢改善により骨盤への圧力を軽減することへの取り組み[2]がなされています。ヨーガには，こうした骨盤内の循環や姿勢，骨盤への圧力の軽減に効果のある動きや呼吸法も含まれています。

引用文献
1) 金子洋美，他（2018）：妊婦のための柔軟性測定法の開発　第2報　ユーザニーズを汲んだ機器改良の試みと有用性検討．医療機器学，88（3）：388-394.
2) 石井美和子，福井勉（2016）：ウィメンズヘルスと理学療法，三輪書店，p.186-194.

参考文献

・金子洋美，森田俊一，松宮良子（2016）：母親が妊娠期を主体的に過ごすための取り組み—マタニティ・ヨガの効果を目で確かめてやる気が出る—．成育支援研究，7：42-48．
・吉沢豊予子責任編集（2019）：助産師基礎教育テキスト2019年版第2巻　女性の健康とケア，日本看護協会出版会．
・中込さと子，小林康江，荒木奈緒編（2019）：ナーシンググラフィカ　母性看護学①　概論・リプロダクティブヘルスと看護，メディカ出版．
・齋藤いずみ，大平光子，定方美恵子，長谷川ともみ，三隅順子編（2018）：看護学テキストNiCE母性看護学Ⅰ　概論・ライフサイクル改訂第2版　生涯を通じた性と生殖の健康を支える，南江堂．
・森恵美（2017）：系統看護学講座専門分野Ⅱ　母性看護学概論　母性看護学①，第13版第2刷，医学書院．
・中板育美（2018）：特定妊婦の概念と支援技術に関する考察．子どもの虐待とネグレクト，20（1）：10-18．
・中野仁雄，遠藤俊子，新道幸惠編（2013）：新体系看護学全書　専門分野Ⅱ　母性看護学①　母性看護学概論／ウィメンズヘルスと看護，メヂカルフレンド社．

0

1

2

3

4

　産道の出口部を広げ，腸腰筋を鍛えるヨーガのポーズとして，「開脚のポーズ」「しゃがみ込みのポーズ」「両足の裏を合わせるポーズ」などがあります。筆者らは，ヨーガ運動が開脚度に及ぼす影響を科学的に定量化するために，測定器を開発しました（**写真**）。

　"O<Leg"（オオレッグ）とは，「開脚」の英訳である"open leg"の略であり，「よい兆し」という意味をもちます。妊婦やパートナーを応援する気持ちを込めて名づけました。

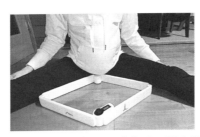

　写真　ヨーガの効果を「見える化」する測定器 O<Leg（オオレッグ）（実用新案第3193887号・商標登録第6133815号）

　本測定器を用いて，ヨーガ実施前後の開脚度を測定したところ，下記のような効果を実証することができました。

(1) ヨーガ実施後は，実施前と比較して，**「開脚度」が向上**する[1]。

【対象】

　ヨーガクラスを受講している妊娠後期の妊婦10名。

【データ収集方法】

　O<leg を用いて，受講日ごとに，ヨーガ実施前と実施後に開脚度を測定。

【結果】

　ヨーガ実施後は，実施前より開脚度が向上した（図1）。つまり，股関節の柔軟性向上に即効性があることが示唆された。

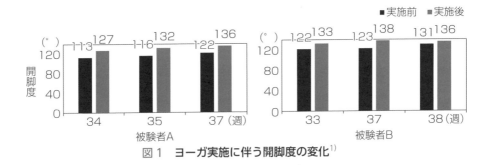

図1　ヨーガ実施に伴う開脚度の変化[1]

(2) ヨーガ実施前に開脚度が小さかった人の方が，実施後の**開脚度増加度**が大きい[2]。

【対象】

　ヨーガクラスを受講している妊娠 36 週以降の妊婦 17 名（条件を揃えるため，腹部の増大やホルモン量がピークに達する第 10 月 36 週以降に限定）。

【データ収集方法】

　○<leg を用いて，受講日ごとに，ヨーガ実施前と実施後に開脚度を測定。

【分析方法】

　Pearson の積率相関係数※を算出し，ヨーガ実施前の開脚度，実施によって増加した開脚度の因子間の関連を検証。

※ 2 つの量的変数間の直線的関連の程度を表す。

【結果】

　ヨーガ実施前に開脚度が小さかった人の方が，実施後の開脚度の増加度が大きかった（図 2）。

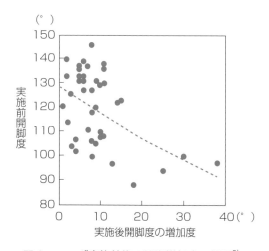

図 2　**ヨーガ実施前後の開脚増加度の相関**[2]

引用文献
1) 金子洋美, 他 (2015)：口演発表「妊婦のための股関節柔軟性測定法の開発」. 第 17 回日本母性看護学会学術集会抄録集.
2) 金子洋美, 他 (2015)：【示説】妊婦の開脚度に及ぼすマタニティ・ヨガ運動の効果. 第 35 回日本看護科学学会学術集会抄録集.

第1章 ‥‥‥‥ ヨーガによる身体的側面への効果

本章では，マタニティ・ヨーガに関する基礎知識と，身体に及ぼす効果について解説します。

1.1 マタニティ・ヨーガとは

マタニティ・ヨーガとは，妊娠中に行うヨーガです。妊娠中に，全身の筋肉を伸展させたり，弛緩させたりすることを繰り返すストレッチ運動を主体とします。そして，この運動は，深い呼吸とともに行います。また，妊婦が胎児や自分自身に目を向けることを目的に，瞑想も行います。このストレッチ運動と呼吸法，瞑想を続けることで，身体も心も柔軟になり，深いリラックスが得られるのです。

ヨーガでは，呼吸法が重視されています。一つ一つの動作に合わせながら行いますが，コツは，息をゆっくりと吐くことです。やや控えめにゆっくり吐くことで，自律神経の働きを調整し，精神の集中を高めます。この点が，ほかの妊婦向けの体操と異なる特徴の一つといえます。

1.1.1 マタニティ・ヨーガの特徴

①動作をゆっくりと滑らかに行う，②動作により動く身体の部分に意識を集中させる，③動作と呼吸を合わせる，④緊張と弛緩を繰り返す，といった点は，マタニティ・ヨーガも一般のヨーガも同様です。

動作に工夫を加えることが，マタニティ・ヨーガの特徴です。すなわち，⑤腹部を圧迫しない，⑥身体を急に大きくねじらない，⑦立位ポーズでは両脚を開いて立ち，転倒しないようにする，⑧いきむ（息を止めて腹筋を収縮させる）動作は長く続けない，などです[1]。

妊娠すると，子宮の増大や体重増加などの身体的な変化に伴い，呼吸器，循環器，消化器など，さまざまな部位に生理的な変化が起こります[★1]。そして生理的な変化は，筋肉や内臓の機能を低下させます。マタ

ニティ・ヨーガは，この機能低下を予防し，妊娠期に特有なマイナートラブル[2]を軽減します。さらに，分娩時に必要な呼吸法や弛緩法（力の抜き方）を訓練する機会にもなります。

point
マタニティ・ヨーガでは，動作に工夫が必要
① 動作はゆっくりと滑らかに
② 身体の動く部分に意識を集中
③ 動作と呼吸を合わせる
④ 緊張と弛緩を繰り返す
⑤ 腹部は圧迫しない
⑥ 身体を急にねじらない
⑦ 立位時は，転倒しないように両脚を開く
⑧ いきむ動作は長く続けない　etc.

★1 妊娠に伴う身体の変化

 妊娠に伴い子宮が増大することにより，さまざまな生理的変化が引き起こされる。

① 消化器
妊娠悪阻や嗜好の変化が見られる。プロゲステロンの影響や増大した子宮の圧迫を受けて，便秘や腹部膨満感をきたす。

② 循環器
循環血液量は 30〜40% 増加し，心拍数や1回拍出量ともに増加する。増大した子宮に下大静脈が圧迫され，仰臥位低血圧症候群を生じやすくなる。

③ 血液
赤血球は増加するが，血液量・血漿量の増加が上回り，32 週をピークに検査データ上，貧血になる。妊娠中期ごろより白血球は増加する。

④ 呼吸器
増大子宮により横隔膜が挙上され，呼吸は胸式となる。

⑤ 泌尿器
腎血流量・糸球体濾過量ともに増加する。増大した子宮により腎盂や尿管はやや拡張する。尿失禁をきたすこともある。

⑥ 内分泌系
インスリン分泌が盛んになり，胎児の発育を助ける。甲状腺はやや肥大する。

⑦ 骨格系
妊娠によるホルモンの影響で靭帯や結合組織は柔軟となり，関節可動域が増加する。増大した子宮を支えるため，重心が前方に移動したり，脊柱の弯曲が強くなる。

⑧ 乳房
エストロゲン・プロゲステロンの作用により乳腺組織が肥大増殖する。プロラクチン分泌も増加し，乳汁産生も高まる。

（文献[2]などにより作成）

妊娠に伴う身体の変化により，さまざまな症状が発生する。

① 浮腫
増大した子宮が下大静脈を圧迫することや，エストロゲンによる末梢血管透過性の亢進，Na や水分が貯留促進することによる。

② 胸やけ
増大した子宮による周辺臓器の圧迫や胃内容物の停滞，胃噴門部括約筋の弛緩による。

③ 排尿障害
増大した子宮の圧迫や腎機能の活発化，プロゲステロンの働きにより，頻尿・尿意切迫・尿失禁を引き起こす。

④ 腰痛
増大した体重や子宮を保持するためや，重心が前方に移動することで，脊柱起立筋の負荷が生じ，腰背部痛が起こる。

⑤ 腓腹筋けいれん（こむら返り）
体重の増加や骨盤の緩みにより，筋肉の疲労や下肢の循環不全をきたし，それが原因となって，腓腹筋がけいれんして起こる。

⑥ 便秘
プロゲステロンの増加は胃腸の平滑筋を弛緩させ，腸の蠕動が減少するため，水分の再吸収が亢進する。また，運動不足や疲労ストレスによって腸蠕動が減少することなどにより起こる。

（文献[3]などにより作成）

1.1.2 対象となる妊婦

　マタニティ・ヨーガは妊婦向けに組み立てられているため，激しい動きはありませんが，原則として，妊娠経過に異常のない人が対象となります。

　妊娠経過に異常のない人とは，安静を指示されている「切迫早産」や「早産」[★3] などでない人を指します。また，「妊娠高血圧症候群」[★4] や「多胎」[★5] など，経過を観察する必要のある人は，医師に相談の上，開始します。

point
マタニティ・ヨーガの対象は，妊娠経過に異常のない人
・安静の指示（切迫早産，早産など）がない
・医師より妊娠経過が順調であるといわれている

★3 切迫早産・早産

 切迫早産：妊娠 22 週から 37 週未満の時期に，性器出血や下腹部痛を伴う早産の危険性が高い状態をいう。

 早産：妊娠 22 週から 37 週未満に分娩に至るものをいう。

① 自覚症状
下腹部痛，性器出血，破水感

② 他覚症状
子宮収縮，子宮口開大，頸管熟化

③ 治療の方針
母体と胎児の状態が良好である場合は，胎児の発育のために待機的管理を行うのが基本的な治療方針。

④ 治療の基本
・自宅安静や入院安静
・規則的な子宮収縮がある場合などは，経口や点滴で子宮収縮抑制剤を投与
・その他，感染の治療として抗菌薬の投与や腟内洗浄

（文献[4]などにより作成）

★4 妊娠高血圧症候群（HDP）

 妊娠 20 週以降，分娩後 12 週までの期間に，高血圧，または高血圧に蛋白尿，全身の臓器障害，子宮・胎盤機能低下のいずれかを伴うことをいう。
妊娠前から妊娠 20 週までの高血圧，もしくは妊娠中の高血圧が分娩後 12 週以降に残る場合も含まれる。

・高血圧：収縮期血圧 140 mmHg 以上または拡張期血圧 90 mmHg 以上の場合
・重症高血圧：収縮期血圧 160 mmHg 以上または拡張期血圧 110 mmHg 以上の場合
・蛋白尿：24 時間蓄尿 300 mg/日以上の蛋白尿が検出される。随時尿で P/C 比が 0.3 mg/mg・CRE 以上，随時尿を用いたペーパーテストで 2 回以上連続して尿蛋白 1 ＋以上陽性

① 主な症状
・高血圧，蛋白尿
・浮腫，体重増加，血液濃縮（Ht 上昇），播種性血管内凝固症候群（DIC）傾向，溶血（LDH 上昇・Bil 上昇）

② 分類
妊娠高血圧腎症（PE），妊娠高血圧（GH），加重型妊娠高血圧腎症（SPE），高血圧合併妊娠（CH）

③ 治療の基本
薬物療法，食事療法，安静療法，妊娠の終了（ターミネーション）

（文献[5, 6]などにより作成）

0

1

2

3

4

複数個の妊卵が子宮内に着床して発育している状態をいう。

・二絨毛膜二羊膜性双胎
・一絨毛膜二羊膜性双胎
・一絨毛膜一羊膜性双胎

① 症状

単胎妊娠と比較して，子宮の増大が著しい。妊娠週数に比して子宮底長や腹囲が大きい。

② 診断

妊娠初期に行う超音波検査で，複数の胎嚢を認めることにより診断される。

③ 合併症

・切迫早産・早産：子宮の増大が著しいため，切迫早産や早産を起こしやすい。
・母体合併症：妊娠高血圧症候群や妊娠糖尿病，妊娠貧血などの合併症を起こしやすい。
・胎児発育遅延（FGR）：平均して単体児より小さめであることが多い。1児のみの発育不全となることもある。
・双胎間輸血症候群(TTTS)：一絨毛膜双胎は胎盤が癒合しており，胎盤循環を共有していることが多い。このため，循環血液量が1児に偏ることで発症する。

（文献[4]などにより作成）

1.1.3 開始に望ましい時期

　マタニティ・ヨーガを開始するのは，妊娠悪阻（つわり）[★6]による吐き気や倦怠感などが軽減あるいは消失し，動きやすくなった時期が望ましいとされています。安定期といわれる妊娠中期[★7]の15〜16週からがよいでしょう。

point

マタニティ・ヨーガの開始に望ましい時期は，妊娠中期の15〜16週

★6 妊娠悪阻

 つわりは早朝空腹時に出現することが多く一過性であり，悪心・嘔吐，唾液量の増加，全身倦怠感，頭痛，眠気，食欲不振，嗜好変化などをきたす。

妊娠悪阻は症状が1日中出現し，治療や管理が必要とされるものをいう。

① **定義**
上記のようなつわりの症状が悪化し，栄養障害，脱水症状，体重減少が認められ，治療を必要とする状態。

② **症状**
悪心が1日中続き，頻回に嘔吐する。 全身倦怠感，めまい，体重減少，脱水，尿中ケトン体陽性， ウェルニッケ脳症（眼球運動の異常や眼振，失調性歩行，意識障害）。

③ **発症時期・消失時期**
妊娠5〜6週ごろより出現し，妊娠12〜16週ごろまでに消失する。

④ **治療方針は対症療法**
・食事指導
・カウンセリング
・薬物療法や輸液療法（糖類・塩類・ビタミン補充，アシドーシス補正）

⑤ **対策**
日常生活や食事を工夫する。
・空腹を避ける（枕元に軽食を準備するなど）
・食べたいときに少量ずつ摂取
・冷たいものや酸味が効いたものを摂取
・気分転換やストレスの軽減

（文献[2]などにより作成）

★7 妊娠時期の分類

 3期に分類する場合（初期・中期・後期／末期）と，2期に分類する場合（前半期・後半期）とがある。

・妊娠初期：第1三半期の妊娠13週6日まで。
・妊娠中期：第2三半期の妊娠14週0日から27週6日まで。
・妊娠後期／末期：第3三半期の妊娠28週0日以降。

（文献[2]などにより作成）

1.1.4 運動に望ましい時間帯

　一般に，腹部緊満は夕方から夜にかけて多くなりますので，運動は，日中に行うのがよいでしょう。特に，午前中は腹部緊満が少ないことが多いです。

　したがって，施設などでマタニティ・ヨーガクラスを開催するのであれば，午前中，中でも，通勤ラッシュ時間を避けた10時〜11時半の間などが望ましいでしょう。

　午後に開催する場合，13時〜14時半の間，あるいは14時〜15時半の

間に開催しているところが多いようですが，食後すぐに行うと，吐き気
や腹痛を伴うことも予測されます。開始前2時間は食事を控えるか，軽
く食べる程度としておきます（クラスの指導者は，受講者にそのように
伝えます）。

point
運動に望ましい時間帯は，腹部緊満が少ない午前中

1.1.5 対象者の身体的特徴

1）姿　勢

　先述のように，妊婦は子宮の増大とともに重心が前方に移動し，その
バランスを保つために，腰椎の前弯が増強し（腹部を突き出す），胸椎が
後弯する（猫背）というスウェイバック姿勢をとるようになります（図
1-1）[8]。

　マタニティ・ヨーガの動きの中にも，立って行うポーズがありますが，
それらのポーズでは，「基本の立位」で正しい姿勢を身体に覚えさせま
す。日常の生活においても常にこの基本の姿勢をとるようになり，自然
に矯正されることで，腰痛などの不快症状が軽減されます。

2）骨盤底筋群

　骨盤底は，左右の坐骨結節を結ぶ線によって，前方の「尿生殖三角」
と後方の「直腸（肛門）三角」の2つの三角形のエリアに分かれます（図
1-2）[7]。

　女性は，妊娠や出産，加齢などの影響を受けて，骨盤底筋群の筋力や

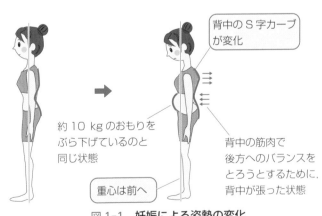

背中のS字カーブ
が変化

約10kgのおもりを
ぶら下げているのと
同じ状態

背中の筋肉で
後方へのバランスを
とろうとするために，
背中が張った状態

重心は前へ

図1-1　**妊娠による姿勢の変化**

★8 妊婦の姿勢

妊娠による子宮の増大とともに重心が前方に移動し，そのバランスをとるために腰椎を前弯させる姿勢に変化すると，腰背筋に負担がかかり，腰痛をきたす。

※椎間板ヘルニアや腎盂腎炎などの疾患を伴う場合もあるため，対応や指導の際には，十分な聞き取りを行う。

> **正しい姿勢**
> ・両脚を軽く開き，背筋がまっすぐになるように立つ。
> ・胸を開き，顎を引いて肩の力を抜く。
> ・臀部や大腿部を引き締める。

（文献[2]などにより作成）

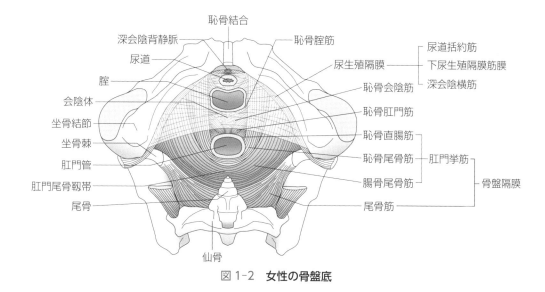

図1-2　**女性の骨盤底**

支持する力が弱くなりやすいといわれています。また，肛門を締めると括約筋が連動して尿道も締まりますが，女性の場合は，構造上，つまり，腟があるために，尿道の締まり具合も影響を受け，これが尿もれの原因であるともいわれています。

　骨盤底の動きは，呼吸に連動します[8]。息を吸うと横隔膜が下がって腹腔内の圧力が上昇し，腹筋・背筋・骨盤底の筋が緊張します。息を吐くと横隔膜が上がることで，もとの状態に戻ります。このように，呼吸をするたびに骨盤底の筋が圧力を受けるため，負担がかかるのです。骨盤底の筋の酷使が尿もれの一因であるともいわれています。下腹部に力を入れた状態で，胸郭を広げるような意識で呼吸をすると，尿もれの改善に役立つようです。ヨーガにも，下腹部に力を入れた状態で胸を広げる「ウディーヤーナ・バンダ」というポーズがあり，筆者らも妊婦にす

すめています。

3）呼吸器

　妊娠中は酸素の需要が増加するため，呼吸器系にも負担がかかります。妊婦は，腹式呼吸から胸式呼吸に移行する傾向があります。増大した子宮により横隔膜が挙上されるからです。1回換気量は増加し，機能的残気量は減少するのが特徴です。

4）循環器

　妊娠中は，循環血液量が30〜40％増加するといわれています。血漿の量が著しく増加するため，血液は希釈され，妊娠貧血の原因にもなりますが，粘度は低下するため，胎児-胎盤循環は円滑になります。

1.2　ポーズとその効用

1.2.1　主なポーズ・呼吸法

　特によく使われるポーズ（「アーサナ」ともいいます）や呼吸法について解説します。対象の状態や症状に合わせて選択し，行います。

【基本の呼吸】

　「○秒」という決まりはありません。基本的に，動作と合わせてゆっくり行います。長くポーズを保つときには，呼吸を止めないように注意します。ゆっくりと規則的に呼吸を繰り返してください。

【猫のポーズ】

　四つん這いの姿勢で，両手と両膝を肩幅・腰幅に離して，腕と腿が床に垂直となるようにします。

　息を吐きながら背中を丸くして，頭を腕の中に入れるようにします（猫が怒ったときの姿をイメージします）。姿勢を戻して，今度は息を吸いながら背中を反らせていきます。吐きながらもとの姿勢に戻して一呼吸。何回か繰り返します。

　背中や腰がグーッと伸び，猫背で硬くなった胸部を柔軟にするポーズです。腰を後ろに引く感覚を養う，骨盤の傾斜運動にもなるため，分娩時，児の娩出に有効な骨盤誘導線を導く体位がとりやすくなります。

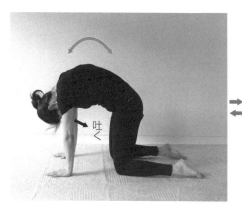 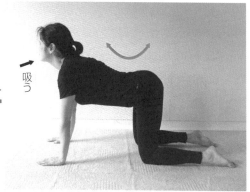

【三角のポーズ】

　立位で両脚を大きく開き，左足を外側に90°，右足を内側に20°くらい回転させ，息を吸いながら両腕を水平まで上げます。両腕に力を入れて左右にしっかり伸ばしましょう。

　右の手のひらを上に向けます。息を吐きながら上半身を左に倒し，左手が左膝 → すねを通って左足の甲につくまで体側を曲げます。ついたら両腕が一直線になるように右腕をまっすぐ上に伸ばします。右の指先を見つめます。呼吸を続けながらしばらくこのポーズを保った後，息を吸いながら逆の順序でもとの姿勢に戻ります。反対側も同様に行います。

　脚と腕がグーッと伸び，腰が温かくなります。主に腰痛の緩和に効果のあるポーズです。背骨や股関節も柔軟にします。

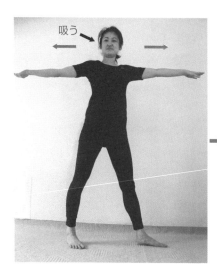 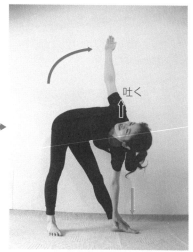

【開脚のポーズ】

　両脚を開き，膝を伸ばして座ります。両手を肩幅くらい離して，前の床に置きます。

　息を吸いながら上半身を反らせ，吐きながら上半身を緩めます。次に，両腕を後ろに回して両手を組み，息を吸いながら胸を開いていきます。顎は引きます。吐きながら肩を緩めて，両手を膝の上に戻します。今度は，両手のひらを脚の付け根に置きます。息を吸って背中を伸ばし，両肘を伸ばした後，息を吐きながら上半身を前に倒し，手のひらに体重をかけます。顔は前に向け，できるだけ肘を伸ばします。息を吸いながら上半身をもとに戻します。

　股関節を柔軟にするポーズです。

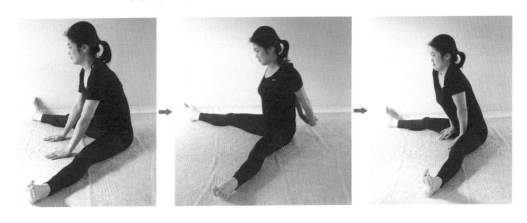

【仰向けで膝を内側に折るポーズ】

　仰向けになり，両膝を立てて少し離します。

　息を吐きながら片膝を内側に折っていきます。その際，反対側の膝が内側に倒れないように注意しましょう。息を吸いながら戻します。反対側も同様に行います。

　腰が温かくなります。主に腰痛に効果のあるポーズですが，腰痛予防にもおすすめです。

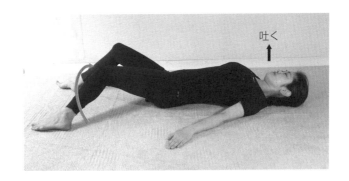

【足の体操】

　脚を伸ばして座り，息を吸いながら両足首を顔側へ曲げます。息を吐きながら爪先を伸ばします。これを何度か繰り返します。

　ふくらはぎが温かくなります。

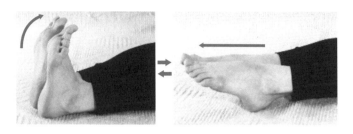

【橋のポーズ】

　仰向けになり，両膝を立てて少し離します。

　息を吸いながら腰を上げます。上げた状態を保持して肛門を引き締めます。呼吸を繰り返しましょう。息を吐きながら，ゆっくりと腰を降ろしていきます。

　脚の付け根が温かくなります。

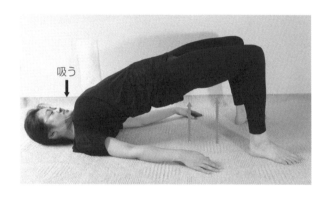

吸う

【座位で背中を伸ばすポーズ】

　正座で座り，胸の前で両手を合わせます。息を吸いながら両手を上げ，吐きながらゆっくりと降ろします。これを何度か繰り返します。

　胸がグーッと開き，肩が温かくなります。

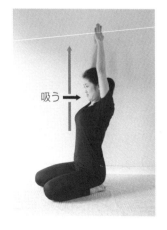

吸う

【座位で身体をねじるポーズ】

　坐骨を立てて片脚を開き，もう片方の脚は閉じた状態で座ります。

　息を吸って背中を伸ばし，吐きながらゆっくりと，伸ばした脚と反対の方向に背骨が傾かないように回転させます。反対側も同様に行います。

　体幹が温かくなります。

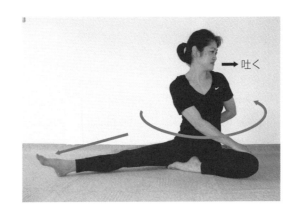

【座位で脚の背面を伸ばすポーズ】

　坐骨を立てて片脚を曲げ，もう片方の脚の付け根にかかとをつけて座ります。

　息を吸いながら背中を反らせ，タオルなどを足裏にかけて引き，脚の背面の筋肉を伸ばします。反対側も同様に行います。

　脚の背面が温かくなります。

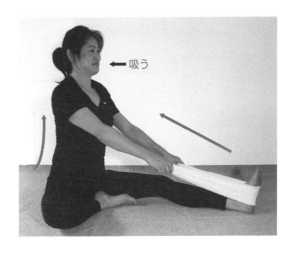

【両手を頭の後ろで組んで胸を開くポーズ】

　頭の後ろで指を組み，息を吸って両肘を広げて胸を開きます。

　息を吐きながら，ゆっくりと左右に身体を倒します。これを何度か繰り返します。

　身体の側面が温かくなります。

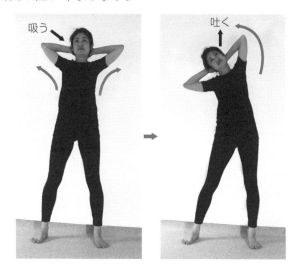

【立位で前屈するポーズ】

　両脚を開いて立ちます。息を吐きながら上半身を前に倒していきます（上半身を倒す前に，両手を体の後ろで組んで息を吸いながら上体を後ろに軽く反らすとよいでしょう）。息を吸いながら頭を上げ，背中を伸ばします。これを何度か繰り返します。

　背中やふくらはぎが温かくなります。

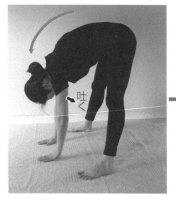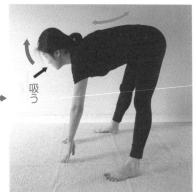

【立位で身体をねじるポーズ】

　両脚を開いて立ち，腰に手を当てて骨盤の位置を固定します。

　右足を1歩前に出します。足裏を床につけたままにして，息を吐きながら右へ身体をねじります。反対側も同様に行います。

　腰が温かくなります。

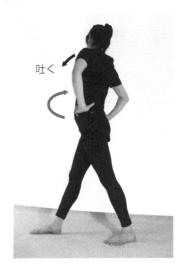

【片脚立ちから腰を落とすポーズ】

　脚の筋肉を伸ばすように，腿が床と平行になるよう垂直に立てて片脚立ちになります。

　息を吐きながら腰を沈めていきます。反対側も同様に行います。

　腰と脚が温かくなります。

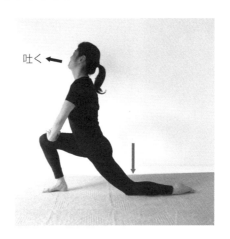

【仰向けで片脚を上げるポーズ】

　腕は体側に沿わせた状態で，両手のひらを床につけて仰向けになります。

　息を吸いながら片脚を持ち上げたら，呼吸を続けながら保持します。ゆっくりと膝を曲げて降ろします。反対側も同様に行います。

　脚の背面が温かくなります。

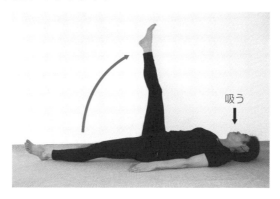

吸う

【仰向けで両脚を上げた弛緩のポーズ】

　仰向けに寝て，椅子の上に足を乗せます。

　腰と脚の緊張がほぐれます。

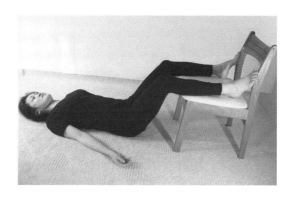

【しゃがみ込みのポーズ】

　両足の爪先をやや外側に向け，肩幅くらい離してしゃがみます。両肘を膝の内側に当て，両手を合わせます。

　息を吐きながら両手を下げていき，膝を外側にゆっくりと押し広げます。息を吸いながら下げた両手を上げて膝を緩めていきます。押し広げる → 緩めるを何度か繰り返します。

　骨盤底の筋肉の緊張と弛緩を実感でき，分娩時に骨盤底を開く効果があります。

※骨盤位で児頭が骨盤内に下降してきた場合は控えましょう。

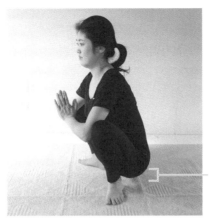

困難な場合は，臀部に
クッションなどを挟むと
安定する（3.1.4項を参照）

【両足の裏を合わせるポーズ】

　坐骨を立てて座り，両足の裏を合わせて足の親指を手指で把持します。

　息を吸いながら腰を反らせ，息を吐きながら緩めていきます。腰を反らせたときに，肛門や腟を締める動作をしてみましょう。

　骨盤底を開き，内腿の筋肉を伸ばす効果があります。

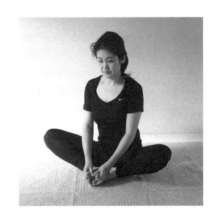

【2人組で行うポーズ】

　2人組で向かい合わせになります。1人は足裏と足裏を合わせ，かかとを自分の恥骨方向に寄せます。もう1人は，脚を伸ばして相手の腿上辺りに足を乗せます。両手はしっかりと床に着き，心地よいところで身体を傾けて支えるようにします。

　このとき，相手の膝に近い方に置くと，より重みがかかるため，身体が硬い人は痛みを感じることがあります。乗せている側の人は，痛くないかどうかたずね，適宜，内側の方に置くようにするとよいでしょう。

　足の自然な重みで柔軟性が高まり，また，受講者同士の交流の機会となるため，友達づくりのきっかけにもなります。

冒頭で互いに「よろしくお願いします」と挨拶し，じゃんけんをして順番を決めてから行うなどするとよいでしょう。

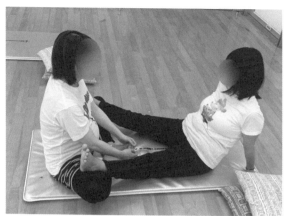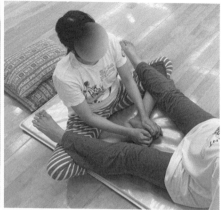

（写真提供：岐阜県・もりレディースクラブクリニック）

【月と太陽の呼吸法】

　あぐらの姿勢で，背筋を伸ばして座ります。右手の指を顔に当てます。人差し指を眉間に，中指と薬指（場合によっては小指も）を左鼻孔の上に置きます。

　右親指で右の小鼻を押さえ，左の鼻孔から息を深く吸います。中指と薬指で左の小鼻を押さえ，親指を離し，右の鼻孔から息を吐ききります。そのまま右の鼻孔から息を深く吸い，親指で右の鼻孔を押さえ，中指と薬指を離し，左の鼻孔から吐ききります。これを何度か繰り返します。

　左から吸う → 右（反対側）から吐く → 右（吐いた側）から吸う → 左（反対側）から吐く → 左（吐いた側）から吸う → ……という要領です。吸う息と吐く息の割合が1：2になるようにします。「4秒吸い，8秒吐く」から始めてみましょう。

　集中力を養う呼吸法です。また，神経に働きかけ，頭痛に効果があるともいわれています。

【ウジャーイの呼吸法】

　首を前方に少し曲げ，顎を引いて声門を半分閉じ，息の出し入れを行います。

　胸を膨らませるように息を吸っていきます。吐くときは，胸を縮め，次いで，腹部を絞るようにして息を出します。吸う息と吐く息の割合が1：2になるようにします。これを何度か繰り返します。

表 1-1　妊娠期に多く見られる症状と効果のあるポーズ・呼吸法

ポーズ・呼吸法＼症状	腰痛	肩こり	便秘	吐き気（つわり）	脚の付け根が痛い	脚の静脈瘤	こむら返り	頭痛
足の体操							○	
猫	○			○				
三角	○		○					
橋						○		
座位で背中を伸ばす		○		○				
座位で身体をねじる				○				
座位で脚の背面を伸ばす							○	
両手を頭の後ろで組んで胸を開く		○		○				
立位で前屈			○					
立位で身体をねじる	○			○				
片脚立ちから腰を落とす	○		○					
仰向けで片脚を上げる			○					
仰向けで膝を内側に折る	○							
仰向けで両脚を上げた弛緩					○			
月と太陽の呼吸法								○
ウジャーイの呼吸法								○

（文献[9]により作成）

1.2.2　各種症状に効果のあるポーズ・呼吸法

　特に妊娠期に多く見られる症状と，それらに効果のあるポーズ・呼吸法を表 1-1 にまとめました。クラスのプログラムを組み立てるとき（3.2.4 項を参照）などの参考としてください。

引用文献

1）森田俊一（2004）：妊婦のためのヨーガ―妊娠・分娩を楽にする体操―，メディカ出版，p.169.
2）我部山キヨ子，武谷雄二編（2014）：助産学講座 6　助産診断・技術学Ⅱ　[1] 妊娠期，医学書院.
3）久具宏司監修，畑田みゆき編（2017）：見てできる臨床ケア図鑑，周産期ビジュアルナーシング，学研メディカル秀潤社.
4）佐世正勝，石村由利子編（2016）：ウェルネスからみた母性看護過程＋病態関連図，第 3 版，医学書院.
5）日本妊娠高血圧学会編（2015）：妊娠高血圧症候群の診療指針 2015，メジカルビュー社.
6）日本妊娠高血圧学会（2018）：妊娠高血圧症候群の新定義・臨床分類，第 70 回日本産科婦人科学会学術講演会，平成 30 年 5 月 13 日.
〈http://www.jsshp.jp/journal/pdf/20180625_teigi_kaiteian.pdf〉［2019.10.19］

7）吉沢豊
　　ケア，日本
8）竹内京子（201
9）文献1），p.149-16

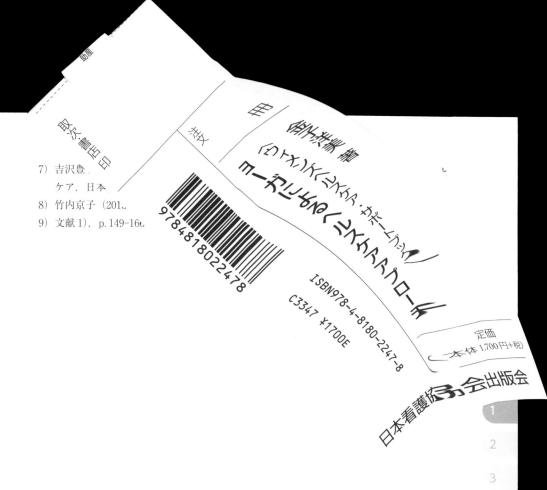

ISBN978-4-8180-2247-8

C3347 ¥1700E

9784818022478

定価
本体 1,700円+税

日本看護協会出版会

1
2
3
4

ISBN978-4-818◯-2247-8 C3347 ¥1700E

売上カード

日本看護協会出版会

……〔期〕が**短縮**する可能性が高い[1]。

……切開および吸引分娩（分娩第 2 期所要時間
……産婦 85 名（61.6%），経産婦 53 名（38.4%）。
……ともに，平均身長 157 cm，非妊時体重 50.6 kg，
……初産婦 9.8 kg，経産婦 9.0 kg。分娩時の異常は，なし
……%；弛緩出血，分娩遷延など），無回答 12 名（8.7%）。

【データ分析カ……
　開脚が最も必要……分娩第 2 期の所要時間を計測。
　統計解析には統計解……ソフト（SPSS ver. 22）を使用し，分娩第 2 期所要時間母集団平均に
対する分析には t 検定[*1]，Wilcoxon の符号付き順位検定[*2]を用い，有意水準[*3]は $p<0.001$
とした。

[*1] 2つのデータ群の平均の差が偶然誤差の範囲内にあるかどうかを調べるもの。

[*2] ノンパラメトリック検定の一つで，対応のある 2 つのデータ群間における代表値（中央値）に差が生じてい
　　るかを調べるもの。

[*3] 仮説検定をするときに，仮説を棄却するかどうかを判断するための基準。5%（0.05）や 1%（0.01）といった
　　値がよく使われる。

【結果】

　$p<0.001$ 水準で有意差が見られた。ヨーガ継続実施者は，想定される母集団よりも優位に
分娩第 2 期の所要時間が短いことがわかった（図）。

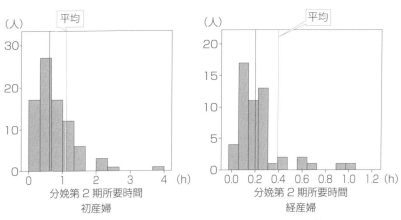

図　ヨーガクラス受講者の分娩第 2 期所要時間[1]

（2）開脚度が高群の初産婦は，低群と比べて**分娩第 2 期所要時間が短縮**する可能性が高い[1]。

【対象】

　ヨーガクラスを継続して受講した初産婦 85 名（条件を揃えるために，出産回数が同じ人を対象とした）。

【群分け】

　初めてヨーガクラスを受講したときのヨーガ実施前の開脚度によって，1 SD[*4]を基準に，低群（〜103.689°），中群（103.690〜134.211°）；高群（134.212°〜 ）の 3 群に分類。低群は 13 名，高群は 12 名。

[*4] 標準偏差（standard deviation）。データのバラツキの大きさを表す指標。

【データ分析方法】

　分娩に影響を及ぼすと考えられる，年齢，身長，妊娠期間体重増加量，出生体重，出産満足度スコアとともに，低群・高群の分娩所要時間を比較。

【結果】

　低群 13 名の分娩第 2 期所要時間の平均は 1.0 h（0.27〜2.47 h）で，分娩関連因子は，平均年齢 29 歳（25〜38 歳；高齢初産婦 1 名），平均身長 159 cm（148〜173 cm），妊娠期間体重増加量 9 kg（3〜16 kg），出生体重 2,888 g（2,546〜3468 g），出産満足度スコア平均 66 点（47〜80 点）。

　高群 12 名の分娩第 2 期所要時間の平均は 0.62 h（0.07〜1.58 h）で，分娩関連因子は，平均年齢 27 歳（21〜30 歳），平均身長 157 cm（150〜164 cm），妊娠期間体重増加量 11 kg（7〜16 kg），出生体重 2,984 g（2,520〜3,540 g），出産満足度スコア平均 63 点（46〜80 点）。

　開脚度高群は，低群より，分娩第 2 期所要時間が短縮する可能性が高いことが示唆された。

引用文献

1）　金子洋美，他（2018）：妊婦のための柔軟性測定法の開発　第 2 報　ユーザニーズを汲んだ機器改良の試みと有用性検討. 医療機器学，88（3）：388-394.

第2章 ‥‥‥‥ ヨーガによる心理的・社会的側面への効果

本章では，現代の女性，主に妊婦がどのような状況に置かれているのか，心理的・社会的側面から見ていきます。そして，それを踏まえて，周産期医療従事者や周囲の人には，どのような関わりが求められているのか，また，アプローチの一手段としてのヨーガ，ヨーガクラスの意義についても考察します。

2.1　対象者の心理的特徴

妊娠中は，身体の生理的な変化により，心理的側面が影響を受けることがあります。

妊娠初期は，妊娠悪阻（つわり）や，さまざまなマイナートラブルを想像してみてもわかるように，不快症状が強いほど，妊娠の受容は困難になることもあるでしょう。一方で，まだ外観的には大きな変化が認められない時期ですので，妊娠を実感するに至らず，喜びが漠然としていることもあります。また，不妊治療中に経験した不安が，妊娠した後も継続することもあるでしょう。周産期医療に携わる人や周囲の人は，それまでの経過やその人が過ごしてきた背景に鑑み，アンビバレントな感情をもちうるということを理解し，妊婦の気持ちに寄り添う必要があります。

妊娠中期になると，身体的には比較的安定するといわれていますが，マイナートラブルが解消ないし緩和されているかどうかによって，心理的側面は左右されます。また，腹部や乳房が増大し，妊娠線が認められることがあります。こうしたボディイメージの変化を本人がどうとらえているのかを知り，理解することが必要になります。

妊娠後期になると，いよいよ分娩が近づき，喜びや期待，不安や喪失感など，さまざまな感情が現れます。妊娠による身体と心の負担から解放されると喜ぶ半面，胎児との別れなどの喪失感を抱く人もいるでしょう。これから迎える出産に期待と不安を感じたり，入院中の上の子ども

の預け先や両親（祖父母）などの支援者との調整も必要となり，心穏やかではないかもしれません。家族や地域において，妊娠中や出産後であっても，その人に期待されている役割が多く，その役割遂行への使命感が時には重くのしかかることもあるかもしれません。妊婦の置かれている背景を十分に熟知し，寄り添い見守る姿勢が必要になります。

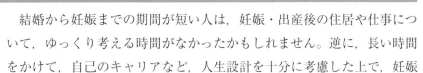

2.2　対象者の社会的特徴

　結婚から妊娠までの期間が短い人は，妊娠・出産後の住居や仕事について，ゆっくり考える時間がなかったかもしれません。逆に，長い時間をかけて，自己のキャリアなど，人生設計を十分に考慮した上で，妊娠に至った人もいます。

　結婚・妊娠により，親しい親族や友人などから離れ，知らない土地や知らない人に囲まれ，孤独を感じている人も少なくありません。また，職場を退職するなど，今までの社会的なつながりを失ったことによる，喪失感を感じている人も少なくありません。

　それぞれがさまざまな背景を抱えていることを念頭に置いて，ヨーガクラスのような「集団」による対応の中でも「個」を大切にした関わりをすることが重要です。結婚・妊娠による社会的な変化を受容し，肯定できるような声かけをしたり，仲間づくりのきっかけを提供することが必要でしょう。また，現代社会は，近隣との交流が希薄になりつつあります。少子化により，近所に同じような「妊婦仲間」がいない現象も作り出しています。こうした現状に鑑み，ヨーガクラスには，コミュニティ形成の場としての役割も求められていると思います。

tea break　現代の妊婦にとってのヨーガクラス―受講者の声から― ◇◇◇◇◇◇◇◇◇◇◇◇◇◇◇◇◇◇◇◇◇◇◇◇◇◇◇

　マタニティ・ヨーガクラスに通う人たちにとって，クラスの存在にはどのような意義があるのでしょうか。筆者らが指導するクラスの受講（経験）者にインタビューしてみました。

仕事を辞めて仲間がいなくなったとさみしかったが，クラスに通うことで相談できる仲間ができた

便秘が苦しかったけれど，クラスで解消法を教えてもらえて楽になった。産後も続けたい

帝王切開が決まっていたけれど*体調を管理してもらいながら通うことができた。妊娠中の心構えができてよかった

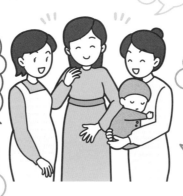

同じ時期にクラスに通っていた仲間と入院中に一緒になった。授乳がうまくいかないときなどに励まし合いながら過ごした

呼吸法を教えてもらっていたおかげで，お産をうまく乗り越えられた気がする

お産に時間がかかって，あきらめかけたとき，クラスで教わった呼吸法やリラックス法を思い出して行った。妊娠中にヨーガを続けて頑張った自分を思い出しながら乗り切った

クラスに休まず通い，習ったことを家でも続けたことを思い返し，妊娠中に頑張った自分のことを認めることができた

＊帝王切開予定者であっても，妊娠中のマイナートラブルの改善や育児の準備，仲間づくりなど，妊婦にとって効果が高いため，受講を希望する人はいて，希望者であれば参加対象となる。ただし，骨盤位の場合は，「しゃがみ込みのポーズ」を避けるなど，個別対応を加えながら安全に努める。

◇◇

呼気の長さの延長

　妊娠期は，増大した子宮により横隔膜が挙上し，呼吸は胸式となり，予備呼気量が減少するといわれています。

　ヨーガでは，呼吸が重視されており，深い呼吸とともに動作を行うだけでなく，呼吸法自体も存在します。ヨーガ実施により呼吸にはどのような効果が得られるのか，検証しました。

（1）ヨーガ実施後は，**呼気の長さが延長**する[1]。

【対象】

　ヨーガクラスを受講している妊婦 152 名。

【データ収集方法】

　ストップウォッチを用いて，受講日ごとに，ヨーガ実施前と実施後，5 分間程度安静にした後，座位にて，呼気の長さを測定。

【データ分析方法】

　t 検定により，ヨーガ実施と呼気の長さの関連を検証。

【結果】

　152 名の測定回数は，欠損値を除くと 558 回。うち，8 か月までの妊婦の測定が 199 回（35.5%），子宮底高が最も高く横隔膜が挙上される 8〜9 か月が 147 回（26.2%），10 か月以降が 212 回（37.8%）。

　ヨーガ実施前の呼気の長さの最小値は 4 秒，最大値は 47 秒，平均値は 18.27 秒。実施後の呼気の長さの最小値は 4 秒，最大値は 51 秒，平均値は 20.54 秒で，実施前と実施後の平均値を比較すると，2.27 秒の延長，有意差（$p<0.001$）が見られ，1 回のヨーガクラス受講により呼気時間が延長したことがわかった（図 1）。

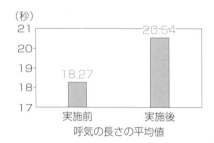

図1　**ヨーガ実施による呼気の長さの変化**[1]

(2) ヨーガを継続すると，**呼気の長さが延長**する[2]。

【対象】

ヨーガクラスを受講している 150 名の妊婦。

【データ収集方法】

ストップウォッチを用いて，受講日ごとに，ヨーガ実施前と実施後に呼気の長さを測定。

【データ分析方法】

Wilcoxon の符号付き順位検定により，ヨーガ継続実施と呼気の長さの関連を検証。

【結果】

クラス初回の実施前の呼気の長さの平均値は 17.93 秒，最終回の実施後の呼気の長さの平均値は 20.61 秒。Wilcoxon の符号付き順位検定の結果，有意差（$p<0.001$）が見られ，クラスを継続して受講した後の方が，呼気時間が延長したことがわかった（図 2）。

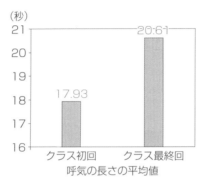

図 2　ヨーガクラス継続参加による呼気の長さの変化[2]

引用文献

1) 金子洋美，他（2016）：【示説】マタニティ・ヨガ運動が妊婦の呼吸に及ぼす効果―ヨガ運動前後の呼気の長さの比較―．第 36 回日本看護科学学会学術集会抄録集．

2) Kaneko, H., Matsumiya, Y.（2017）：31st ICM Triennal Congress 2017 ポスター発表．

第3章 マタニティ・ヨーガクラスの開設と運営

ここまでの内容を踏まえて，本書では，妊娠・出産を契機とした女性への身体的・心理的・社会的アプローチとして，マタニティ・ヨーガクラスの開設・運営を提案します。

本章では，その具体的な手順やポイントを紹介します（主に，病院やクリニックなどの医療施設においてスタッフが通院者を対象として開催・指導する場合を想定しています）。

3.1 クラス開設のポイント

3.1.1 指導者としての知識・技術の習得

ヨーガクラスを指導する人は，妊娠期の運動を推奨する上で，妊婦の生理的変化を理解し，安全を最優先とし，妊婦にとって快適な環境となるように配慮する必要があります。

まずは，妊娠期に起こりうるマイナートラブルに対して，予測的な視点で観察し，予防・改善するための介入ができること，さらに，分娩期に必要な知識と技術を妊婦が主体的に習得できるように支援していくために，自身も知識と技術を磨いていくことが必要です。

ヨーガ指導者として一通りの知識・技術を習得したとしても，そこにとどまることなく，さらに磨きをかけていくことが，より対象者を満足させることにつながります。研修会*に参加したりして，自己研鑽を重ねていきましょう。

*日本マタニティ・ヨーガ協会でも，各種研修を実施しています。
　http://home.att.ne.jp/gold/mata/

3.1.2 会場設営

1) 会場

　病院やクリニックなどの医療施設のほか，公民館やスイミングスクールなどでも開催されています。開催施設の一フロアやスタジオを利用することが多いようです。

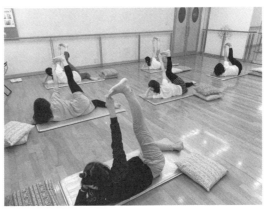

ヨーガクラスの風景
多くは病院やクリニックなどの施設に集まって，指導者のもと，集団で実施している。市販の本やDVDなどを利用して，自宅で自主トレーニングしてから来る人も。
（写真提供：岐阜県・もりレディースクラブクリニック）

2) 会場についての確認事項

【鏡】
　鏡が設営されている場合，ポーズの出来を気にするあまり，無理な体勢をとりやすくなるため，鏡を布で覆うなどの配慮も必要になります。一方，正しい立位の姿勢を確認するには，鏡は最適なアイテムにもなりえます。

　鏡があることによって，受講者の負担になっていないか，ヨーガを快適に行えているかを評価する必要があります。

【床】
　「リラックス」時に側臥位になって休むシムス位や，寝て行うポーズのときには，身体と床との接触面積が大きくなります。また，座位のポーズや瞑想時にも，臀部が直接床に接触することになります。

　バスタオルやヨーガマットを敷いた上で実施することが多いのですが，特に会場の床がリノリウムやフローリングの場合，硬さや冷たさが気にならないか，また，使用する物品によっては，つまずいたり，滑ったりなどの危険がないか，事前に試すなど，十分な安全管理が必要です。

【畳】

　会場が畳敷きの場合は，立位のポーズをとるときに，滑りやすかったり，ポーズの維持が困難であることもあります。

　服装や敷物で工夫をして，安全に行えるように配慮することが求められます（服装については，3.1.4 項を参照）。

【広さ】

　受講者数に応じた広さが必要となります。寝て行うポーズでは，1 人あたり身長 140～170 cm ほどの長さに加え，前後の空間がとれるような広さが必要になります。また，仰臥位からの起き上がりに必要な空間も考えなければなりません。

　妊婦の腹部を圧迫しない起き上がりには，いったん側臥位になり，手をついてから起き上がるという段階を踏むのが望ましく，この体勢を確保できる空間が必要です。

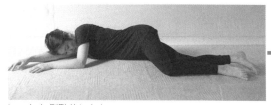
いったん側臥位になり……

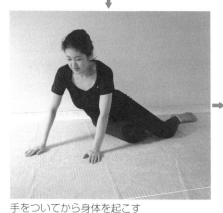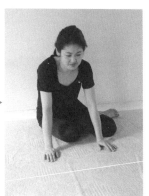
手をついてから身体を起こす
腹部を圧迫しない起き上がり方

　このほか，クラス後に「座談会」——参加者同士が輪になって座り，話をする，あるいは，机を用意して，お茶と会話を楽しむ時間——を設けることもあるでしょう。クラスのプログラム構成を考えて，望ましい大きさの部屋を確保します。

【トイレ】

　妊婦は頻尿になりやすいため，安心してクラスに参加できるよう，トイレの確保が必要です。トイレ設置場所は近いのか，転倒などの危険はないか，階段があるのか，事前調査をし，安全に使用できるような声かけを行うとよいでしょう。

　クラスの途中，ヨーガ開始後に尿意をおぼえる人も出てきます。基本的に1回のクラスは（座談会を含めても）1時間〜1時間半程度です。途中で退席する人がいると，ヨーガの流れを妨げることになります。この妨げは，他の受講者のリラックス感の低下につながりかねませんので，開始前にトイレ誘導をしておくとよいでしょう。

　一方で，妊娠期の生理的変化から，途中のトイレ退席は遠慮なくしてよいことも，事前に伝えておく必要があります。

　このように，受講者の全体像をとらえた，事前準備が重要です。

attention!

ヨーガの途中でトイレ退席，もしかすると……？

　腹部緊満が膀胱に作用し，尿意を引き起こしているのかもしれません。腹部緊満を感じる場合は，運動を中止する必要があります。

　ヨーガクラスの対象者は，原則として経過に問題のない妊婦ですので，クラス開始前に分娩監視装置を用いて妊婦の腹部緊満を管理しているわけではありません。健康な，妊娠経過に問題のないとされている人が前提だからこそ，腹部緊満の有無やその程度は，妊婦自身の感覚が何よりの情報源となります。

　プログラムに組み込む「リラックス」の時間（2〜3回程度；3.2.4項を参照）には，指導者も身体があきますので，声かけをするタイミングになりえます。

3.1.3 受付・外来との連携

1）受付との連携

　2.2節で示したように，現代の妊婦は孤立した状況に置かれがちであることに加え，昨今では，集団で活動することが苦手な人が増えてきています。そのため，ヨーガクラスの指導者には，クラスを通じての仲間づくりという側面を大切にしている人も多くいるようです。

　病院・クリニックなどの施設において，外来で受付をしてからクラスに参加するというシステムの場合，受付スタッフ（医療事務）への周知，

彼らとの情報共有が必要になります。受付スタッフは，対象基準・開催場所・開催日時について共有し，妊婦が心地よく参加できる案内窓口になることが望ましいです。

　また，「体調はいかがですか」「お腹は張っていませんか」「ご心配なことはありませんか」など，受付スタッフが一声かけることで，妊婦自身が自己を振り返るきっかけになりますし，ヨーガクラスの指導者が短時間で受講者の状況を把握できる一助となるでしょう。

　妊婦健診で異常がなかった場合でも，次回の健診まで数週間あくことがあります★9。その間にクラスを受講することもありますので，指導者はそのつど，受講者の体調を把握することが必要になります。受付スタッフ用にチェックリストを用意するのもよいでしょう。

受付用チェックリスト（**例**）
□ 1. 対象基準：妊娠 15 週〜
□ 2. 開催場所：2 階ママサロン
□ 3. 開催日時：木曜日 13〜14 時
□ 4. 料金：○○円（受付で支払い）
□ 5. 体調確認：・今日の体調はどうか
　　　　　　　・お腹は張っていないか
　　　　　　　・何か心配なことはないか
　　　　　　　・その他（　　　　　　）

2）外来との連携

　ヨーガクラスへの参加は，妊娠経過に異常のない妊婦が対象となります。したがって，妊娠経過を十分に把握することが必要になります。外来の医療事務と指導者は連携し，切迫早産など，運動を中止する対象である場合は，双方が共通認識できるようにしましょう。

★9 妊婦定期健康診査の時期・回数

 厚生労働省が通知する指針に従って行う。
母子保健法第 13 条により，市町村が実施および受診勧奨を担う。

実施の基準
・妊娠初期〜23 週（第 6 月末）＝4 週間に 1 回
・妊娠 24 週〜35 週（第 9 月末）＝2 週間に 1 回
・妊娠 36 週（第 10 月）以降，分娩まで＝1 週間に 1 回

（文献[1]により作成）

その方法として，たとえば，オリジナルの「ヨーガクラスレッスンノート」のようなものをつくったり，電子カルテや母子健康手帳に「ヨーガクラス受講の可否」をマークするなどといったことが考えられます。

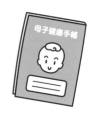

3）周知・共有事項―運動開始時期の基準の設定―

　ヨーガ（クラスへの参加）を開始するのは，安定期に入った妊娠 15 週以降が望ましいとされています。安全に妊娠期を過ごすために，各施設で，運動に参加する時期の基準を定め，周知・共有しておくとよいでしょう。妊婦が安全に運動を実施するために，いくつかの「関門」を設けることも，大切な配慮です。

point

受付・外来との連携

・運動開始の時期，クラス開催日時や場所，持ち物の確認

・クラスへの参加・中止の基準の設定

クラス参加基準チェックリスト（例）

☐ 1．運動を開始する時期：妊娠 15 週～

☐ 2．運動開始の許可者
　　　―妊娠経過が順調な場合：助産師
　　　―ハイリスクの場合：医師

☐ 3．ハイリスクの範囲：・切迫流産の既往
　　　　　　　　　　　　・妊娠高血圧症候群（HDP）
　　　　　　　　　　　　・妊娠糖尿病（GDM）
　　　　　　　　　　　　・帝王切開の既往

☐ 5．運動再開の許可者：医師

4）広　報

　せっかくクラスを開設しても，受講者が少なく頭を悩ませているとの指導者の声も聞きます。また，筆者らの調査で，継続して受講する人は少ないということが明らかになりました。

　運動経験のない人，クラスに通うために移動することを困難に感じる人などには，受講，あるいは運動そのものを躊躇する傾向が見られます。このように迷いのある人にも，不安なく楽しんで続けてもらえるようなクラスを開催する工夫が必要になります。

妊婦を対象に開催する母親学級やパパママ学級などの機会に紹介したり、妊婦健診時にチラシを配布したりしている施設もあるようです。ポスターを外来の廊下などの目につくところに掲示するのもよいでしょう。

● 案内チラシの例 ●

> マタニティ・ヨーガクラスのご案内
> 当院では、マタニティ・ヨーガクラスを開催しています。
> 緩やかな運動や呼吸法を行うことによって、
> 妊娠中の腰痛などの不快な症状の改善に効果があるといわれています。
> 仲間と一緒に楽しみましょう。
>
> 日時：毎週水曜日　午前 10～11 時
> 場所：1 階○○ホール
> 対象：妊娠 15 週以降の方
> 　　　※外来スタッフに声をかけてください。
> 持ち物：バスタオル、母子健康手帳、飲み物

hint

ヨーガ継続の励みに―"Maternity Yoga Memory"―[2]

　筆者らは、ヨーガクラスの受講者が、ヨーガの効果を自ら記録し、確認することが継続へのモチベーションにつながるのではと考え、"Maternity Yoga Memory"を作成しました。受講日ごとに測定したヨーガ実施前・実施後の開脚度（evidence① を参照）や、身体的・精神的な変化などを記載できるようにした、小型（A5 判サイズ）のノートです。

　日本マタニティ・ヨーガ協会の会員が指導する、いくつかのクラスで配布したところ、受講者からは、「腰が痛い、足がつるなどのその日の状態を記入することで、自分の身体的な変化を認識することができる」「クラスに通った記録が残り、頑張った自分が認識できる」、また、ヨーガ指導者からは、「自己記載することにより、妊婦の主体性の形成に役立っている」「開脚度の経時的変化が明確にわかる」「マイナートラブルの発生時期やその内容が把握できる」「『リラックスできた』『腰が楽になった』との記載から、受講者の反応が確認でき、指導者として達成感がある」と、受講者だけでなく、指導する側にもよい効果をもたらしていることがわかりました。

3.1.4　必要物品の準備

　下記のような物品が必要となります。

【施設が準備もしくは受講者が持参】

① ヨーガマット，バスタオルなどの敷物

　床の材質などに応じて必要となります。

② クッションなど，臀部に挟み込めるもの

　最近では，足首が固く，「しゃがみ込みのポーズ」（1.2.1 項を参照）のできない人が散見されます。この場合，無理にしゃがみ込むと，背部側に倒れてしまうことがあります。しゃがみ込みが困難な様子を見かけたら，臀部にクッション（大きすぎない，厚さ 5〜10 cm 程度のもの）や，折り畳んだバスタオルなどを挟み込むと安定します。数個用意しておくと安心です。

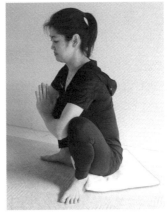

クッションを補助に用いた「しゃがみ込みのポーズ」

③「リラックス」時の掛け物（バスタオルや薄手の羽織るもの）

①〜③は，施設側が準備するのか，受講者本人に持参してもらうのか，検討し，受講者にも伝えます。

【施設が準備】

④ 受講者の状態を把握するために必要なもの

ドップラー胎児心音計で，胎児の健康状態を把握しましょう。

【受講者が持参・受講時の服装】

⑤ 母子健康手帳

妊娠の経過や異常の確認をしましょう。妊婦の体重増加や血圧，児の発育などについて把握できます。

⑥ 服装

動きを制限しない，緩やかな服装で，足元は，5本指の靴下（「ヨガ用」として市販されているものや，滑り止めの付いたものもあります）や裸足がよいでしょう。会場が畳の場合は，立位でのポーズをとるときに，滑りやすかったり，ポーズの維持が困難であることがあります。

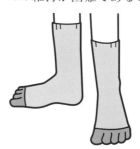

必要物品チェックリストの例（受講者7名の場合）

✓	物品	個数	施設が準備	受講者が持参
	ヨーガマット	10枚	○	
	バスタオル[*1]	数枚	○	○
	タオル[*2]			○
	クッション	5〜10個	○	
	掛け物／羽織るもの			○
	飲料			○
	母子健康手帳			○

[*1]：ヨーガマットや掛け物，クッションの代用にもなる。
[*2]：「リラックス」時の枕の代用にもなる。

3.1.5 施設管理者や他スタッフとの共通理解

　ヨーガクラスを開設する意図を明確にし，全員で目的や意義の共通理解を図りましょう。これにより，クラスが順調に運営されているかを評価するとき，客観的に評価する視点が得られます。

3.2　クラス運営のポイント

3.2.1　環　　境

1）騒音・換気

　静かで落ち着いた，換気のよい部屋で行うのが望ましいです。会場の設置条件によっては，騒音が気になることもありえますが，受講者が十分に自己に集中した場合は，それほど気にならなくなるでしょう。

　ヨーガに入る前に，意識を自分の身体や心に集中できるように，自己と向き合う時間をもったり，深呼吸を促したり，準備体操（足の運動など）を取り入れたりするなど，工夫しましょう。

2）温度・湿度

　受講者の服装（Tシャツ1枚など）に合わせ，快適に感じる温度となるようにしましょう。一般に，夏季は25〜28℃，冬季は18〜22℃を基本に，日光の当たり具合なども確認しながら調節します。また，開催時間により，部屋の温度が変化しやすい時間帯（たとえば，14〜15時は上昇するなど）の事前調査をして，快適な設定をしましょう。

　「リラックス」時は，身体を動かすこともありませんし，穏やかな呼吸をするため，身体が冷える感覚をおぼえる受講者も少なくありません。個人差もありますので，バスタオルなどの掛け物を1枚持参してもらう（あるいは施設で準備しておく）など，個々人に配慮した環境整備に努めましょう（3.1.4項も参照）。

3.2.2　開催頻度

　多くの施設では，週に1回など，曜日を決めて開催しているようです。会場選定にもよりますが，母親学級やパパママ学級など，他のクラスが開催されていない曜日や時間を選びます。

　また，自宅でもできるように，指導者の掛け声を録音したCDを配布

するなど，妊婦が主体的に取り組めるような工夫をしているところもあります。

3.2.3 開催する時間帯

1.1.4 項でも述べたように，腹部緊満が少ない時間帯，通勤ラッシュを避けた時間帯など，妊婦にとって通いやすい時間帯を考慮することが必要です。施設の運営スケジュールに合わせながら検討しましょう。

施設のスケジュールとクラス開催時間の例

時間	8	9	10	11	12	13	14	15	16	17	18	19
外来												
ヨーガ												
病棟		検温・ケア					カンファレンス・検温					

3.2.4 プログラムの組み立て方

1) プログラム組み立ての基本

プログラムを組み立てるときには，① 全身をバランスよく動かせるようにする，② 1 回の所要時間を 1 時間程度（座談会を含めても 1 時間 30 分程度）に設定する，③「リラックス」の時間を数回（例：1 時間コースであれば，2～3 回）組み込むようにすると，妊婦に負担なく，効率のよい全身の運動が可能になるようです。

受講者のニーズをよく聞き，不快感・症状の軽減につながるポーズを取り入れながら，随時休息を入れるなどの工夫をして，安全で安楽な時間となるように心がけましょう。

point
受講者の安全と快適を守る。
① 安全性を確保するための確認事項：
・妊娠経過と異常の有無（母子健康手帳で確認）
・その日の体調や気になることなど（問診）
・切迫早産徴候の有無（腹部緊満の有無・程度，出血の有無，破水の有無など）
・妊娠高血圧症候群の傾向の有無（BP 測定，頭痛の有無と程度，眼華閃発の有無など）
・胎児の健康状態（異常がないかを把握：胎動の有無，胎児心音の

聴取，CTG モニタリング結果など）
・転倒する要因の有無（床の材質，水は落ちていないか，つまずく
ようなものは置かれていないかなど）

② 快適性を確保するための確認事項：
・室温（季節・時間帯による変化に注意）
・環境（騒音はないか，集中できるか）
・空間（運動できるスペースの確保，荷物・飲料の置き場所）
・受講者同士の関係（孤立している人はいないか，コミュニケー
ションがとれているか）

1回の流れ（10時開始，1時間＋座談会コースのタイムスケジュール例）

時間	所要時間	内容	備考
10：00	10分	導入	母子健康手帳確認，説明：受講者個々人と対話し，体調，胎児の健康度，マイナートラブルや異常の有無の確認をする。
10：10	3分	準備体操	首・手首・足首を回したりして徐々に身体をなじませ，心を穏やかにする。
10：15		・○○のポーズ ・○○のポーズ	受講者の妊娠週数やマイナートラブルなどの不快症状に合わせたポーズを組み入れる。
10：25	3分	リラックス	1回目
		・○○のポーズ ・○○のポーズ	
10：35	5分	リラックス	2回目
		・○○のポーズ ・○○のポーズ	
10：50	7分	リラックス	3回目
11：00		呼吸法	
11：10		瞑想	
11：15	15分	座談会	受講者主体の自由な形式とする。最近気になること，出産に関すること，マタニティライフに関することなど。

2) レッツトライ！ プログラムを組み立ててみよう

　以上を踏まえ，自身で1時間＋座談会のクラスを担当すると仮定して，プログラムを作成してみましょう。受講者は8名で，各自に関する情報は，下記のとおりとします。

【受講者の概要】

　A さん：妊娠 15 週。新規参加。

　B さん：妊娠 35 週。主訴は便秘。

　C さん：妊娠 37 週。主訴は腰痛。

　D さん：妊娠 25 週。友達がほしい。

　E さん：妊娠 36 週。主訴は肩こり。

　F さん：妊娠 39 週。主訴は肩こり。

　G さん：妊娠 17 週。前回，腹部緊満の訴えあり（途中から運動は中止
　　　　　してもらった）。

　H さん：妊娠 26 週。特に相談事項なし。上の子ども（3 歳）を伴って
　　　　　参加。

　妊婦の特性を理解し，また，受講者に出現している，あるいは出現が予測できるマイナートラブルやニーズをとらえながら，組み立てていきましょう。

　たとえば，初参加で 15 週の A さんには，妊娠前半期に行ってよいポーズを選定するとともに，気兼ねなく参加できるように配慮することが必要です。「友達がほしい」と話す D さんのために，2 人組になって行うポーズを取り入れるのがよいでしょう。座談会への参加の様子を把握し，見守ることも必要です。

　ここに示しているようなフォーマットを作成して，1 回ごとに記録し，ファイリングしていくと，受講者の状況把握・情報共有に有効です（巻末に，コピーして使えるよう，無記入のものを掲載しました）。

ある日のプログラム（記入例）

2020 年 3 月 3 日	指導者名	○○○○		
第 3 回 （全 10 回）	参加者	中期　　4 名（初産婦　　3 名　　　　経産婦　1 名） 後期　　4 名（初産婦　　2 名　　　　経産婦　2 名） その他（子ども 1 名，実習学生 2 名　　　　　　　　）		

タイムスケジュール		内容	備考	振り返り
10：00	3 分	あいさつ		・A さんが新規参加で，実習学生もいたので，互いに気兼ねなく過ごせるよう，開始前に自己紹介の時間を設けた。 ・開始時間は問題なかった。
10：05	10 分	母子健康手帳確認	健康診査結果の確認	・G さん今回は腹部緊満なく，実施可能と判断した（経過観察継続）。 ・参加人数に対して，10 分では短かった。
10：15	3 分	準備体操		
		座位で背中を伸ばすポーズ		・E さん・F さんの主訴，肩こりに効くポーズを取り入れた。F さん「家でもやってみる」。
10：25	3 分	リラックス①	室温確認	・2 人寒そうだったので，室温を 1℃上げて 26℃に。
		猫のポーズ		・C さんの主訴，腰痛に効くポーズを取り入れた。 ・D さんが吐き気を訴えたので，無理をしないようにと声をかけた。
		三角のポーズ		・B さんの主訴，便秘に効くポーズを取り入れた。
10：35	5 分	リラックス②	室温確認	・新規参加の A さんもリラックスできている様子。開始前に声かけをしたのがよかったようだ。
		仰向けで片脚を上げるポーズ		・仰臥位低血圧症候群に注意。
		2 人組で行うポーズ		・D さんのニーズ，友達づくりに対応。ペアになったときの表情を確認（H さんと組んでいた）。
10：55	7 分	リラックス③	室温確認	・G さん入眠していたため，ゆっくり起き上がるようにと声かけ。
11：05		呼吸法		・ウジャーイの呼吸法を行う。39 週の F さん長い呼吸は困難な様子。
11：10		瞑想		・5 分ほどで十分だった。
11：15	15 分	座談会		・D さんと H さん楽しそうに会話していた。居住地も近隣であり，友達づくりになった様子。 ・G さん活発に話せるようになってきた。

3.2.5 指導者間の打ち合わせ

　複数の指導者が輪番制でクラスを担当することもあります。この場合，申し送りを行って，情報共有するとともに，共通認識の形成を図る必要があります。

　プログラムの構成内容の把握がその一つです。初めて紹介するポーズを行うときには，受講者には緊張が伴うものです。また，そのときには，心地よさよりもポーズの出来（型）を優先しがちです。開始前に「今日は新しくこんなポーズを入れますよ」と紹介しておくなど，受講者の緊張をほぐし，かつ，理解度を促すような工夫が必要です。

　そのほか，人気の高いポーズ，緊張の強い受講者や腹部緊満の不安の訴えがあった受講者，受講者のマイナートラブルの出現や軽減・消失状況などについて情報共有し，共通理解を図っておくと，より受講者のニーズを満たすことができます。

3.2.6 遅刻者への配慮

　ヨーガの時間は，自分の身体と向き合う大切なひとときです。指導者の声かけに応じ，深い呼吸を繰り返しながらポーズを保ち，自分の身体を感じ取っていきます。したがって，先述のトイレ退席以外にも，不意な中断や，集中力が途切れるような環境をつくることは望ましくありません。そのような環境になると，受講者のリラックス感や「心地よさ」も消失しかねません。

　時には，遅刻してくる人もいるでしょう。上の子どもを伴って来る人や，クラス前に用事があったなど，さまざまな理由があると思われますが，すでに開始しているヨーガを妨げることなく，しかも，遅刻者も心地よく開始できるように配慮する必要があります。

　遅刻した場合に注意してほしい点などをあらかじめ伝えておく，あるいは，荷物を置く場所や，遅く来た人用のヨーガマットを入口付近に設置するなど，双方にとって快適で都合のよい方法で環境を整えましょう。

引用文献

1）我部山キヨ子，武谷雄二編（2014）：助産学講座6　助産診断・技術学Ⅱ　[1] 妊娠期．医学書院．
2）金子洋美，松宮良子，森田俊一（2016）：母親が妊娠期を主体的に過ごすための取り組み―マタニティ・ヨーガの効果を目で確かめてやる気が出る―．成育支援研究，7：42-48.

参考文献

・ 佐世正勝，石村由利子編（2016）：ウェルネスからみた母性看護過程＋病態関連図，第3版，医学書院.

・ 久具宏司，畑田みゆき編（2017）：見てできる臨床ケア図鑑，周産期ビジュアルナーシング，学研メディカル秀潤社.

・ 北川眞理子，内山和美編，生田克夫監修（2019）：今日の助産―マタニティサイクルの助産診断・実践過程―，改訂第4版，南江堂.

・ 医療情報科学研究所（2018）：病気がみえる10　産科，第4版，メディックメディア.

クラス開設時の工夫や困難―指導者の声から―

施設などにおいてヨーガクラスを開設し，継続して運営するには，どのような調整や工夫が必要となるのでしょうか。日本マタニティ・ヨーガ協会会員で，クラスの指導に当たっている人たちにインタビューしてみました。

開設してから，スタッフにヨーガの効果を理解してもらうまでに時間がかかった。教室の受講人数や，受講者の意見をノートに記して周知を図った

分娩時に効果のあるポーズを妊娠中から伝えているが，分娩担当者がヨーガ指導者でないときには，活用できないことがあった

スタッフへの周知に苦労した

受講者が減るとクラスの存続に関わるため，ヨーガの効果などを妊婦健診などで伝え，人数が確保できるように努力した

マットなどの必要物品を揃える（予算確保）ために，施設関係者に時間をかけて説明を行った

受講者同士の仲間づくりもクラスの大切な要素なので，声かけなどを行い，楽しく継続できるように配慮した

開催日時によっては騒音が激しいときがあるので，受講者の集中を途切れさせないように，プログラムを工夫したり，声かけ時に気を配ったりした

指導者同士で受講者の情報を交換し，ニーズに沿えるように工夫をした

多くの人に受講してもらうにはどうすればよいか，指導者同士で話し合いを行った

指導者が増えるとクラスの開催も増やすことができた

マタニティ・ヨーガクラス運営の現状と今後の課題

tea break で紹介した指導者たちの声からもわかるように，クラスの開設や運営にはさまざまな困難があるようです。そこで，筆者らは，関連文献を分析することで，どのような現状や課題があるのかをさらに明らかにしたいと考えました。下記のような結果となり，他部門との協働や指導者育成，運営上の工夫について検討すること，また，クラスが受講者同士の交流の場となることが求められていることが示唆されました[1]。

今後は，それぞれの指導者が工夫していることや取り組み，たとえば，受講者のニーズに合わせたプログラムの組み方や運営方法，それらによる効果などを調査し，多角的に分析・評価して，妊娠時期やマイナートラブルとヨーガの実施との関連性，受講者の継続意欲や主体性の向上につながる運営方法などを明らかにしていくことが期待されます。

【データ収集方法】

医学中央雑誌を用いた検索により，検索対象期間は最新の5年間分（2013〜2018年），会議録は除き，キーワードは「マタニティ」「ヨガ」「ヨーガ」とし，その中から，「ヨーガクラスの運営」について述べられているものを検索。検出された102本のうち8本を分析対象文献とした。

【結果】

8本の論文の内容を分析すると，下記のように分類された。

① クラスの開設・運営に関する報告：

　　妊婦のニーズ調査や，クラスの立ち上げ時および運営途中で生じた課題に基づく報告（立ち上げ時や運営継続に当たっての組織や他部門との調整，クラス運営上の工夫など）。

② クラス運営上の課題と改善策：

（1）他部門との協働

　　開催する場所の確保や，運動の実施を許可する基準の作成，料金設定とその徴収方法など，他部門を巻き込んでの運営システムの構築が必要である。

（2）指導者育成活動

　　指導者育成のための費用の捻出，また，インストラクターライセンスを取得し，運営に携わることによるモチベーションの維持など，指導者をエンパワーメントする取り組みが望まれる。

（3）運営上の工夫

　　クラスを継続していくためには，参加人数を確保・増加する必要がある。施設の広報を利用した呼びかけ，チラシの配布，ヨーガクラスの存在や運動の必要性の周知などの工夫のほか，妊婦が主体的に運動に取り組むための工夫（開始・継続につながる，個々のニーズに合わせた指導を取り入れることなど），また，提供したプログラムが受講者に及ぼした効果を分析し，報告することが求められる。

(4) 受講者同士の交流

　クラス指導者には，出産後の育児期においても助け合えるような関係性の構築にも視野を広げ，クラスが仲間づくりの場やきっかけとなるよう，受講者同士の交流を図る関わりが必要である。

引用文献

1)　金子洋美，上原雅行（2018）：マタニティ・ヨーガクラスの運営の現状と今後の課題．成育支援研究，9：2-6.

参考文献

・狩野愛美，柳田智美，大和田茂美，遠藤香織（2017）：A病院の両親学級を受講する妊婦のマタニティ・ヨガのニーズの調査．茨城県母性衛生学会誌，（35）：6-8.

・倉持江美子（2016）：コンピテンシーを深く理解し看護管理に活かすための東大病院・医科研病院式グループワーク実践講座（10）第1ステップ＝1つのコンピテンシーについて理解を深める Part 1　マタニティヨガクラスの立ち上げで改めて考えた組織へのコミットメント．看護展望，41（12）：1157-1163.

・長坂桂子，他（2016）：NTT東日本関東病院CNSが支えた助産師のチャレンジ（第2回）マタニティヨガクラス存続危機からの脱却．助産雑誌，70（9）：752-757.

・松井香織，他（2015）：妊婦の心の変化に見るマタニティヨーガ教室の評価—自己効力感尺度を用いて—．静岡赤十字病院研究報，35（1）：56-63.

・関谷陽子，後藤志津代（2015）：A病院に通院している妊婦のマタニティ・ヨーガに対する意識調査．米沢市立病院医学雑誌，35（1）：3-6.

・松尾佳奈（2016）：特集　助産師が知っておきたい妊娠期の「運動」　助産師による実践事例（2）　花みずきレディースクリニックの取り組み　マタニティヨガ．助産雑誌，70（8）：629-632.

・市川恵美子，増田智里（2016）：マタニティヨーガによるマイナートラブルの緩和，ヨーガ教室の導入と運営の実際．臨床助産ケア，8（2）：80-84.

・米島一恵，石川美好（2014）：妊婦の運動に関する実施状況と影響要因．山梨県母性衛生学会誌，13（1）：24-28.

第4章 生涯の健康行動につながるマタニティ・ヨーガ

4.1 妊娠を生涯の健康を考える機会ととらえる

　健康に過ごすためには，栄養バランスのよい食事，適度な運動，十分な休息が必要であることは，誰もが知っていますし，知識も十分にもっています。しかし，実際には，偏った食事，あまり歩くこともなく運動不足，夜遅くまで起きていたりして休息が不十分であったりと，実行は難しいものです。私たちの生活環境は便利で豊かになりましたが，健康に関しては，個々人が自分で考えて行動する必要があります。

　厚生労働省の「簡易生命表の概況」などによると，日本人女性の平均寿命は約87歳（2018年），健康寿命は75歳（2016年）です。つまり，何もしなければ，将来，要介護・要支援の期間が10年以上もあるということです。いかに長く健康でいられるかは，多くの人にとって関心の高いテーマでしょう。

　特に女性は，妊娠することで自分の身体の中で胎児が育ち始めます。胎児，そして，出生後の児の健康には，お母さんの健康が非常に重要です。妊娠をきっかけに健康に意識を向け，自分に合った方法を取り入れることが，家族の健康にもつながっていくことでしょう。本書では，女性へのヘルスケアアプローチとして，ヨーガという手法を提案しました。特に妊娠中の人向けに構築された，「マタニティ・ヨーガ」について紹介しましたが，妊娠を機にヨーガに触れ，動作や呼吸などの基礎を身につけることもまた，それ以外の時期，つまり，生涯の健康を培う一助となりうると考えています。

　妊娠期には，身体的変化が顕著に現れます。たとえば，腹部の突出に伴い，姿勢が変化しますが，これを，正しい姿勢について見直すチャンスととらえることができます。骨盤のゆがみに意識を向け，脚を組んで座ることを控える，荷物の持ち方に注意するなど，日常生活を改善する機会となるでしょう。そして，ヨーガで行うポーズには，序章や第1章で触れたように，姿勢を改善する効果のあるものが多く含まれます。ま

た，腰痛や便秘などのマイナートラブルは，個人差がありますが，ほとんどの妊婦が経験します。これらに効果のあるポーズ(表1-1参照)は，妊娠期に限らず，生涯にわたって実施していくことで，更年期や老年期の身体的トラブルの予防にもつながります。運動習慣の一つとして継続するとよいでしょう。

妊娠期の呼吸は，浅く速くなりがちです。ヨーガでは，ゆっくりと長く細く吐く呼吸法を行います。そして，**evidence ③** で示したように，ヨーガを継続することによって，呼吸の長さが延長していきます。自律神経に働きかけ，心を落ち着かせるこの呼吸法は，生涯を通じて役立つことでしょう。

マタニティ・ヨーガによる運動とそれに付随する呼吸法はこのように，生涯にわたって身体的側面のみならず心理的側面をも健康に導きます。

本書を手にとってくださったのは，多くが助産師や看護師といった，女性の身体を熟知し，デリケートな時期にある女性の心と身体に寄り添う立場にある専門職の方々ではないでしょうか。そのような専門性・立場にある皆さんだからこそ，女性に自身の身体と向き合わせ，その後の生涯の健康にも目を向けさせることができるものと期待しています。

ヨーガをケアの中に取り入れることによって，女性たちが健康的な妊娠生活を過ごし，安心して出産に臨み，楽しく子育てができる人生を送る手助けとなりえます。

4.2 自分の身体を知る

ヨーガは，自己の身体感覚を目覚めさせます。呼吸に合わせてポーズをとり，自分の内面に向き合い，身体の不調や変調に気づく力が養われます。「温かい感じ」「突っ張った感じ」「硬い感じ」など，肩や足，腕などの少しの変調をとらえることで，日々，身体を自らメンテナンスしていくことが可能となります。

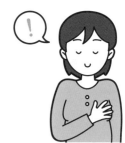

生涯健康であり続けるために，ヨーガを通じて，まずは自分の身体を感じ取り，振り返る訓練は，非常に効果があるのではないでしょうか。

4.3　自分の心を知る

　先述のように，ヨーガのゆったりとした呼吸は，自律神経に働きかけます。一呼吸，一呼吸に集中して，自分の内面に向き合う時間を通し，現在の心境に気づくこともあります。「穏やかである」「急いでいる」「焦っている」「優しい」「つらい」など，自分のあるがままを見つけることができます。

　妊娠期には特に，「幸福感と不安感」など，アンビバレントな感情を抱くこともあり，心理的にもゆらぎの中にあります。しかし，このゆらぎがあるからこそ，日々の変調もとらえやすく，気づきやすい時期であるともいえます。妊娠期に，自分の心を知る訓練を通して，自分の心のあり方を見つめることは，人とのコミュニケーションのとり方，接し方など，人間関係を見つめ直すきっかけにもなるでしょう。

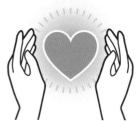

4.4　主体的に生きる

　妊娠をきっかけに，「主体的に過ごそう」とマタニティ・ヨーガに取り組む人がいます。自分で何かを始める，始めたことを続ける，続けた自分を認めるという，正方向のサイクルを辿る姿が見受けられます。また，自分は今まで主体的に過ごしてこなかったと思っていた人でも，妊娠をきっかけにヨーガと出会い，取り組んだことで，主体的に過ごした自分を振り返り，達成感を味わうということもあります。

　実際，筆者らも，そのような変化をいくつも目の当たりにしてきました。たとえば，妊娠・出産によって一度はあきらめていた資格取得に，数年後，再挑戦した人がいます。あのときヨーガと出会い，正面から自分と向き合いながら頑張った自分がいたからだと語ってくれました。

　身体的に不調をきたすことも多い時期であるからこそ，その時期を自分なりに主体的に過ごそうというその原動力になりうる一つとして，マタニティ・ヨーガがあると考えています。

4.5　健康な身体づくりに努める

　妊娠・出産により身体的な変化が起こります。たとえば，伸びた骨盤底筋により尿もれの症状を呈することもあるでしょう。また，切迫早産

で長期間にわたり入院した人は，育児期に腰痛などの症状に悩まされ，改めて筋力低下を意識するということもあるでしょう。増加した体重や腹直筋の離開など，すぐに戻ると思っていたのに簡単に戻らない現状に驚く人もいるはずです。

そうした身体の変化に向き合い，改善を図ろうと，取り組み始める人——たとえば，軽いジョギングやウォーキングなどを始めたり，産後の人向けの運動プログラムに参加したりする人も多いようですが，筆者らの実感として，マタニティ・ヨーガを行ってきた人には，産後の運動の必要性に早くから自分自身で気づき，主体的に取り組む人が特に多く見受けられます。妊娠期から，産後の身体に意識を向け，早期に取り組む力が養われているのでしょう。そしてそれは，さまざまな不調や，さらには，更年期障害などにも，自主的に対応する力となりうることと思います。

4.6 仲間の存在に気づく

マタニティ・ヨーガクラスは，10名程度の規模で実施されていることが多いようです。クラスは，地域のつながりが希薄化し，また，勤労女性が増加した現代，仕事以外の仲間と付き合いを始めるきっかけにもなります。仕事や趣味，生活背景が違う集団の中で，コミュニティを形成し，さまざまな価値観や文化を学び取っていくことができます。

中には，集団で運動をしたり，クラス後の座談会に出席したりすることが苦痛だと感じる人もいます。しかしそういう場合であっても，人との付き合い方を自然と学び，互いの存在に気づくことにつながり，生涯において，コミュニティを形成する上での礎ともなるでしょう。

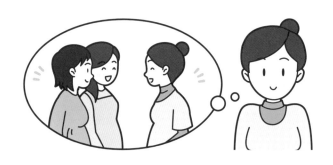

マタニティ・ヨーガクラスを助産・看護学生の学びの場に

補章

S.1 　学生を取り巻く現状

　少子化の影響で，近年の助産・看護学生は，周産期の人々と接する機会が少なく，妊娠期・分娩期・産褥期の母子とその家族をイメージすることが困難になっています。妊娠期のマイナートラブルの種類や機序・症状は授業や教科書などで学んで理解できるものの，実際の生活にどのように支障をきたしているのかを想像して，アセスメントし，支援内容を具体化することは容易ではありません。妊娠期の心理的変化がどのようなものか，理解はしても，それが及ぼす影響を言語化することも容易ではありません。

　また，晩産化や不妊治療に伴う妊婦のハイリスク化は年々増加しており，母性看護学実習で実態を目の当たりにし，戸惑う学生も多いようです。筆者は現在，大学教員として教育に当たる立場です。指導を通して，学生たちが「妊娠経過が順調な妊婦さん」に接することの重要さを痛感しています。そして，妊娠経過に異常のない妊婦さんが集う場所はどこかと考えたとき，思い当たったのが，自身も取り組んできたマタニティ・ヨーガクラスでした。

　マタニティ・ヨーガは，これまでにも述べてきたように，妊娠経過に問題のない人が対象です。そして，これに取り組もうとするのは，妊娠生活を積極的に過ごそうという意識をもった人たちです。そのような人たちが集う場所，マタニティ・ヨーガクラスに学生たちも参加できれば，どれほどよい学びになるだろうかと考えるようになりました。

　ここでは，臨床でマタニティ・ヨーガクラスを担当してきた筆者が，ヨーガ指導者の立場で，また，現在教員である立場で，クラスに参加するに当たって，押さえておいてほしいこと，何をどのように学ぶのか，あるいは，何を学び取ってほしいかといったことについて記しました。考えたことや調べたことを記入するスペースも設けましたので，学習を深める助けとしてください。

　マタニティ・ヨーガクラスに通う妊婦さんは年々増加しています。クラスでは，妊娠経過に異常のない，15週ごろから出産前までの妊婦さんに出会うことができます。

question

皆さんにお聞きします！

【妊婦さんについて】

・皆さんのまわりには，妊婦さんがいますか。

・妊婦さんと話したことはありますか。

・妊婦さんは，どのような気持ちでいるのでしょうか。

・妊婦さんの身体は，どのような変化をするのでしょうか。

【妊婦さんのパートナーや家族について】

・妊娠期にある女性の家族と話したことはありますか。

・パートナー（夫）は，どのような気持ちでいるのでしょうか。

・お兄ちゃん，お姉ちゃんになる上の子どもたちは，どのような気持ちでしょうか。

・お祖父さん，お祖母さんになる人たちは，どのような気持ちでしょうか。

【これから行くヨーガクラスについて】

・妊婦さんたちは，何を目的にヨーガクラスに通っているのでしょうか。

・マタニティ・ヨーガの効果とは何でしょうか。

・ヨーガクラスの指導者は，どのような視点で妊婦さんを見ているのでしょうか。

　妊婦さんやご家族，それを取り巻く人たちについて，より知りたくなったのではないでしょうか。

　さあ，マタニティ・ヨーガクラスに出かけてみましょう。

　妊娠期にある女性とその家族について知りましょう。

　そして，ヨーガ指導者の視点で妊婦さんを見てみましょう。

　それから，看護職に必要なスキルとは何か，自分に問いかけてみましょう。

S.3 それぞれの立場でヨーガクラスの意義を考える

ヨーガクラスは，ヨーガを教える指導者（インストラクター）とヨーガを教わる受講者（ここでは，妊婦）で構成されます。そして，妊婦さんのお腹にはもちろん，胎児が存在します。妊婦さんに，パートナー（夫）や両親（祖父母），（上の）子どもという構成員からなる家族がいる場合は，家族の思いも乗せて，ヨーガクラスに通っているかもしれません。あるいは，家族をもたない人もいます。家族の背景は各々違い，妊婦さんはさまざまな思いをもってクラスに通っています。

1）妊婦の立場で考える

妊婦さんたちは，何を目的にクラスに通うのでしょうか。マタニティ・ヨーガに何を求めているのでしょうか。自分の考えを書き出してみましょう。

妊婦さんに聞き取りをします。上記について，何をどのように質問しますか。具体的に書き出してみましょう。

2) 指導者の立場で考える

　指導者は，特に，助産師や看護師をはじめ，医療職の場合，何の目的でクラスを開催するのでしょうか。マタニティ・ヨーガを受講する妊婦さんに何を求めているのでしょうか。自分の考えを書き出してみましょう。

　指導者に聞き取りをします。上記について，何をどのように質問しますか。具体的に書き出してみましょう。

　質問事項はまとまりましたか。

　では，学習をより充実させるために，妊娠期に起こりうる変化について，整理しておきましょう。

work 妊娠期の身体的・生理的変化について，復習しておきましょう。各時期，各部位（消化器，循環器，血液，呼吸器，泌尿器，内分泌系，骨格系，乳房）に，どのような変化が起こりうるでしょうか【参考：第1章の★1】。

【妊娠初期】
・身体的変化

・生理的変化

【妊娠中期】
・身体的変化

・生理的変化

【妊娠後期／末期】
・身体的変化

・生理的変化

work 妊娠各期に起こりうるマイナートラブルについて，復習して
おきましょう（症状，起こりやすい時期，発症機序など）【参
考：第1章の★2，6】。

・つわり

・肩こり

・腰痛

・便秘

・腓腹筋けいれん（こむら返り）

・浮腫

work 妊娠期の心理的変化について，理解を深めましょう。また，実際に聞き取りをしてみて，予想していたことと比べてどうでしたか。

【妊娠したときの女性本人の気持ち】

【妊娠を知ったときの家族の気持ち】
・パートナー（夫）

・上の子ども

・両親（祖父母）

work 妊娠期の社会的変化について，理解を深めましょう。妊娠することによって，女性の社会的立場はどのように変化すると考えられますか。また，女性本人の実感としてはどうでしょうか。聞き取ってみましょう。

work 勤労女性に関わる法律・制度についてまとめてみましょう。
勤労女性が妊娠した場合，どのような権利を保障するものな
のでしょうか。

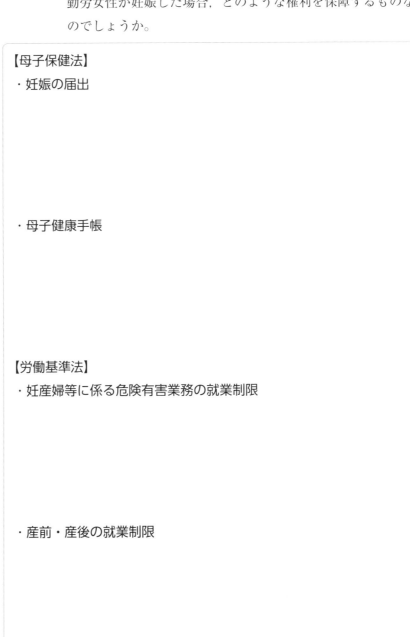

【母子保健法】
・妊娠の届出

・母子健康手帳

【労働基準法】
・妊産婦等に係る危険有害業務の就業制限

・産前・産後の就業制限

・労働時間，時間外労働，深夜業の制限

・育児時間

【男女雇用機会均等法】
・妊娠に関する規定

【育児・介護休業法】
・育児休業の申し出

work 家族の形成期について，理解を深めましょう。妊娠によって，家族はどのように形成されていくのでしょうか。また，それぞれの段階において，どのような特徴や課題をもつのでしょうか。

1）クラス運営

　第3章で紹介したように，クラスを運営していく上で，指導者はさまざまな工夫をしています。時には，その地域やその施設特有の事情への配慮も必要となります。

work　どのような工夫をしているのか，指導者に聞き取りをしてみましょう。

【受講者全員のニーズを満たすために工夫していること】

【プログラムを組み立てる上で工夫していること】

【受講者の仲間づくりを支援するために工夫していること】

【効果を把握する手段として活用しているもの・指標】

2）指導者としての観察ポイント

　マタニティ・ヨーガは，決して激しい運動ではありませんが，妊娠中に行うに当たり，注意する点がいくつかあります。第3章で紹介したように，妊婦にとって安全で快適であることが重要ですから，指導者はその点を最も重視し，注意深く観察しています。また，序章などで触れたように，ヨーガには，姿勢改善の効果もあります。指導者がよく見て注意を促し，本人が日常的に意識することで，その効果はより高まります。

work 仰向けで行うポーズの最中に起こりやすい症状に，仰臥位低血圧症候群があります。どのようなものなのか，整理しておきましょう。

【定義】

【発生機序】

【症状】

【対処法】

---

work 妊婦の望ましい姿勢とは，どのようなものでしょうか。妊娠による姿勢の変化（図 1-1 参照）も踏まえて，考えてみましょう。

【日常生活中】
・立っているとき

・座位から立ち上がるとき

・物を持ち上げるとき

【ヨーガ実施中】
・臥位から起き上がるとき

・しゃがむとき

work 勤労妊婦から腰痛の悩みを訴えられたら，どのようなアドバイスをしますか。

```

```

3）「リラックス」や「瞑想」時のポイント

第3章で紹介したように，プログラムに数回挟み込む「リラックス」や，最後に行う「瞑想」は，受講者にとっては自分の心と身体を見つめ直す時間であり，指導者にとっては観察や声かけの機会となります。指導者が，どのように声をかけているのか，注意してみましょう。

work 指導者がこれらの時間に工夫していること，注意していることは何でしょうか。聞き取りをしてみましょう。

```

```

work 「お腹の赤ちゃんに声をかけましょう」「普段の自分をほめてあげましょう」といった声かけには，どのような意図が込められているのでしょうか。受講者にどのような効果をもたらすでしょうか。

```

```

▶ヨーガクラスプログラムのフォーマット（3.2.4 項参照）

年　　月　　日	指導者名		
第　　回 (全　　回)	参加者	中期　　　　名（初産婦　　　名　経産婦　　　名） 後期　　　　名（初産婦　　　名　経産婦　　　名） その他　（　　　　　　　　　　　　　　　　　　　　　　　）	

タイムスケジュール		内容	備考	振り返り
	分	あいさつ		
	分	母子健康手帳 確認	健康診査結 果の確認	
		準備体操		
	分	リラックス ①	室温確認	
	分	リラックス ②	室温確認	
	分	リラックス ③	室温確認	
		呼吸法 ①		
		呼吸法 ②		
		瞑想		
	分	座談会		

索 引
index

著者紹介

■ かねこ ひろみ
金子洋美

岐阜県立看護大学大学院博士前期課程修了
看護学修士

臨床では，マタニティ・ヨーガインストラクターとして活動（2007 年，ライセンス取得）。
2011 年より，岐阜大学医学部看護学科助教。マタニティ・ヨーガ研究に従事。

〈ウィメンズヘルスケア・サポートブック〉

ヨーガによるヘルスケアアプローチ

2020 年 2 月 20 日　第 1 版第 1 刷発行　　　　　　　　　　　　　　　　〈検印省略〉

著　者　　かねこ ひろみ
　　　　　金子洋美
発　行　　株式会社 **日本看護協会出版会**
　　　　　〒 150-0001 東京都渋谷区神宮前 5-8-2　日本看護協会ビル 4 階
　　　　　〈注文・問合せ／書店窓口〉TEL / 0436-23-3271　FAX / 0436-23-3272
　　　　　〈編集〉TEL / 03-5319-7171
　　　　　https://www.jnapc.co.jp
装　丁　　安孫子正浩
印　刷　　三報社印刷株式会社